U0673605

国家社会科学基金项目（07BSH035）

城市化进程中的
中国民族医疗保障

谢红莉　著

人民出版社

序　生活中的"草根精神"

　　近些年,我一再强调,当代中国社会学要取得实质性的发展必须有一种"顶天立地"的精神。这里"顶天",就是要追求前沿,要有世界眼光;"立地",就是要深入基层,要有"草根精神"。顶天立地,就是要把追求前沿与深入基层结合起来,把世界眼光与"草根精神"结合起来。① 这把本土性和国际性相结合,具体化和通俗化了。谢红莉教授的专著《城市化进程中的中国民族医疗保障》,着重从医学社会学的视角,以研究少数民族农村贫困地区医疗保障现状为出发点,以构建少数民族农村贫困地区医疗保障体系为目标,对少数民族农村地区的经济和医疗保障状况进行了综合系统的分析,贯彻着这种追求前沿与深入基层相结合、世界眼光与"草根精神"相结合的意涵。这里特别要说说"草根精神"。

　　草根是阳光、水和土壤共同创造的生命,看似散漫无羁,但却生生不息、绵延不绝。不同的人对"草根精神"的理解略有不同,但相同的是草根精神的内核。冬去春来,草根自枯自荣,哪里有土壤,草根就会在哪里坚强地生长。草根一说,始于 19 世纪美国,彼时,美国正沉浸于淘金狂潮,当时盛传,

---

① 郑杭生:《社会公平正义与和谐社区建设——对社区建设的一种社会学分析》,《中国特色社会主义研究》2007 年第 6 期。

山脉土壤表层草根生长茂盛的地方,下面就蕴藏着黄金。后来"草根"一说引入社会学领域,"草根"就被赋予了"基层民众"的内涵。"草根精神"也被赋予深入基层的含义。

温州医学院是一所很有特色的大学,特别是在视光学眼科方面有很强的优势。这样的大学,有世界眼光是毫无疑问的,同时,温州医学院的教师们在平凡的治学和为人中体现出知识分子的本色,关心老百姓特别是弱势群体的疾苦,救死扶伤,下乡给村民进行白内障手术是常有的事。"草根精神"可以说是温医精神的突出特点。这种虽平凡、质朴但却坚韧的精神,常常让我感动不已,其推动温医人在艰辛开拓中走出了自己的独特道路。虽然草是最软弱的东西,它看上去微不足道,也不鲜艳夺目,但草之根却是最坚韧最易于生长的,象征了顽强的生命力。追求前沿与深入基层相结合、世界眼光与"草根精神"相结合也可以说是温医的固有传统。谢红莉教授的专著体现这种传统,就不足为奇了。

谢红莉教授的专著的主要内容包含在"城市化进程中我国民族地区医疗保障研究"、"医药卫生体制改革进程中我国民族地区医疗卫生服务研究"上下两篇中依次介绍了城市化进程中我国民族地区的发展、城市化进程中我国民族地区医疗保障现状、建立健全民族地区医疗保障制度以推进城市化进程、我国医药卫生体制改革的历史与现状、国际医疗保障制度模式与个案分析、医疗保障制度发展的时代趋势、我国民族地区医疗卫生服务需求与利用分析等内容。保障制度模式比较、国家和地区医疗保障制度体系框架、医疗保障制度模式、少数民族失地农民医疗保障制度的建立等。

医疗保障制度作为一个国家社会保障制度的重要组成部分,不仅关乎社会的稳定、人口的素质,还对社会的经济发展有着重大影响,尤其在少数民族地区,这个问题日益突出。城市化进程中各种疾病风险与经济风险层出不穷的今天,面对中国少数民族弱势群体,医疗保障制度的建立和完善越来越受到社会和政府的关注。在整个社会保障体系中,医疗保障制度的设计被公认为是难度最大又最迫切需要完成的一项工作。

在全面建设小康社会的背景下,我国少数民族的健康问题已经成为制约地区经济和社会发展,制约农民脱贫致富的一个重要因素。农村医疗保障制度的建立与完善是中国社会经济可持续发展的一项重要保证,建立农村医疗保障制度也是发展农村经济需要。从20世纪80年代开始,国内外机构开展了一系列的全国性专题研究,国内外一些学者对此也进行了大量的研究。研究的结果论证了在我国实行农村医疗保障制度的必要性,农村合作医疗滑坡的原因以及政府在农村医疗保障中的作用等。20世纪90年代"恢复和重建"农村合作医疗的努力失败后,很多专家认为农村合作医疗制度已经不适应我国农村社会经济文化的变化,而农村合作医疗制度本身就缺乏可持续性。

该书提出了在我国现阶段不可能构建统一的农村医疗保障体系(对这个问题可能有不同的看法),对我国建立农村医疗保障制度提供了有益的建议。同时对我国农村医疗保障制度和模式等问题进行了研究。从我国农村医疗保障的现状入手,应用社会保障、医疗保险和制度经济学等理论与方法,采用公共产品理论和信息经济学,对传统合作医疗模式面临的困难和新型农村合作医疗制度及其运行模式进行了分析,探讨了发展多种形式的农村医疗保障制度及其可供选择的模式,运用规范研究的方法提出了发展多种模式农村医疗保障制度的政策建议。通过二元经济社会结构对农村医疗保障制度变迁影响的分析,将不同经济水平、医疗消费水平和文化观念的差异结合起来,对发展多种模式农村医疗保障制度的必要性和可行性的分析论证,以及不同类型地区农村医疗保障制度模式选择及相应的政策建议,等等,这些研究对发展多种模式农村医疗保障制度具有实际的参考价值,同时,将对各级政府制定和实施医疗保障制度提出有效的参考和依据,将对健全和完善少数民族地区的医疗保障制度,改善少数民族农村贫困地区医疗卫生条件的落后现状,解决少数民族地区看病难和提高人民群众生活质量具有一定的意义。

书中采用循证医疗卫生管理的原理和方法,借鉴国内外成功经验,以构建良性循环为责任,结合农村医疗资源情况,应对东西农村几种医疗保障制度模式进行比较,提出农村医疗保障制度模式现实选择的原则依据,为农村医疗保障和农村卫生工作提供理论依据。该研究成果还必将促进民族关系和谐,实现全民素质的提高。少数民族医疗保障体系的构建是社会主义和谐社会的一项重大战略举措,是完全符合构建社会主义和谐社会的伟大战略目标。

郑杭生

2009 年 3 月 12 日于中国人民大学
理论和方法研究中心

目　　录

下篇 医药卫生体制改革进程中我国民族
地区医疗卫生服务研究

上　篇

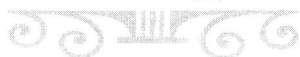

城市化进程中我国民族
地区医疗保障研究

第一章
城市化进程中我国民族地区的发展

第一节 我国城市化的历史进程

城市是人类文明的结晶,城市化则是人类社会进步的重要标志。在探讨城市化进程中我国民族地区医疗保障的发展状况时,毫无疑问首先必须对城市化要形成清晰而明确的认识。

一、城市化的概念

城市化一词来自英语"urbanization"也译做"都市化"、"城镇化"。对于城市化的概念,仍没有一个统一的定义,人们从不同的角度提出了不同的理解。如"城市化是变农村人口为城市人口的过程,或者说是人口向城市集中的过程"[①],或"城市化通常指农业人口转化为城市人口的过程"[②],又或

---

① 许学强、周一星、宁越敏:《城市地理学》,高等教育出版社1997年版,第97页。
② 王思斌:《社会工作导论》,北京大学出版社1998年版,第17页。

"城市化进程,就是一个经济发展、经济结构和产业结构演变的过程,又是一个社会进步,社会制度变迁以及观念形态变革的持续发展过程"①,等等。按照我国官方的《城市规划基本术语标准》,城市化被定义为:人类生产和生活方式由乡村型向城市型转化的历史过程,表现为乡村人口向城市人口转化以及城市不断发展和完善的过程。城市化与城市化水平(urbanization level)密切相连,它是衡量城市化发展程度的数量指标,一般用一定地域内城市人口占总人口比例来表示。

纵观世界历史,一个国家工业化、现代化的过程也是逐步实现城市化的过程,没有城市化就不可能有现代化。在当前的时代条件下,城市化的本质是乡村城市化,是人类生产和生活方式由乡村型向城市型转化的历史过程。这个过程包含了农业人口向非农业人口转移并在城镇集中,农村生产和生活方式逐步城市化,城市区域扩大和城镇数量逐步增加,使城市发展不断完善。城市化是改变农民的社会关系,化农民为市民,是农村人口进入城市,由从事较低效率的农业劳动转变为从事较高效率的第二、第三产业的经济活动,由传统的生产生活方式转变为现代开放的生产生活方式,享受现代城市文明的过程。农村人口城市化与城市经济现代化、城乡一体化共同构成了城市化的丰富内涵。

二、城市化的特点

1. 城市化是农村人口减少,城市人口增加及比重上升的过程

城市人口占总人口的比例是衡量城市化水平的主要依据,也是分析社会现代化过程的重要指标之一。人口向城市集中,走城市化之路,是社会生产力、社会关系和社会生活方式迈向现代化的综合反映,是社会发展的必然趋势。

---

①　吴忠民:《论公正的社会调剂原则》,《社会学研究》2002 年第 6 期。

2. 城市化包括产业结构的变动过程

城市化意味着农业在国民经济中所占比重的下降,第二、三产业所占比例的有序上升。同时,城市化进程也要求对城市和农村的产业结构进行调整。城市的第三产业必须有较大发展,这样才可以吸收农村的剩余劳动力。农业内部也必须进行结构调整,适当发展技术强度高的农业产业以释放出城市经济发展所需的劳动力。

3. 城市化处于由初级向中级的转型阶段

经济实力要素、社会发展要素和消费要素是推动我国人口城市化的主要动力,其中又以经济实力要素对我国人口城市化水平的影响最大,而经济结构要素对我国人口城市化水平的影响很小。这说明新世纪新阶段的我国人口城市化尚处于由初级向中级的转型阶段,经济结构因素尚未成为推进人口城市化的重要动力,人口城市化的传统特征明显。要重视通过经济结构调整,重构人口城市化的动力系统,引导人口城市化的健康发展,提升人口城市化的质量。

4. 城市化水平整体差异较大

GIS 技术①中的 Arcgis 软件,揭示了中国县级人口城市化空间格局的基本规律。一是存在着明显的东北、中部、西南"三元"结构,呈现自东北向西南的递减,基本反映了我国经济社会发展水平的地域差异性;二是高人口城市化水平区多是我国的东中部大城市(北京、天津、上海、武汉、广州、深圳、珠海、厦门、太原等)地域和北部的个别城市地域;三是东部沿海人口城市化水平较为一致,基本呈带状;中部地区的人口城市化水平城乡差异较大,呈碎块状,并以湖北和重庆为中心递减;西北部地区的县级人口城市化水平整体差异较大。

5. 城市化空间格局可分为"三区、三带"

从宏观上把握中国人口城市化的空间格局,按照省级行政单元进行了

---

①　GIS(地理信息系统)技术是近年来迅速发展起来的一门空间信息分析技术,在资源与环境应用领域中,发挥着技术先导的作用。

区域划分,结果显示:我国的人口城市化空间格局可分为"三区(即京津沪区、渝鄂区和藏新区)、三带(东部带、中部带和北部带)",各区带之间人口城市化影响要素明显的差异性,导致了人口城市化水平的空间异质性。我国是一个人口大国,合理控制城市人口规模是我国经济社会更好更快发展的重要环节。

6. 城市化不仅是农村生产方式的变革,亦应当是农村生产关系的变革

现代城市与农村不只是在生产力和生产方式上存在着巨大差异,同时在生产关系上,具体表现在生活方式、思维方式和行为方式上也存在着巨大的差异。虽然生产关系是由生产力决定的,但它也会对生产力产生巨大的反作用。城市化固然包括农村人口向城市集中的过程,但这只反映了农村生产方式和就业结构的变革。城市化的内容不应只是这一点,它还应包括农村生活方式、思维方式和行为方式的城市化。

7. 城市化不只是农村向城市的单向转移过程,它既包括了城市的成长,也包括了农村的发展

城市化是农村与城市之间的一个多维互动过程,它既包括农村的劳动力、资金与技术等要素向城市的流动,也包括城市先进的生产力向农村的扩散、渗透和辐射。在城市化过程中只单方面地强调农村的发展或是城市的成长,都是不正确的。

8. 城市化是一个连续不断的历史过程

说城市化是一个连续不断的历史过程,主要有以下两方面原因:其一,城市化是社会现代化的基本特征之一,社会现代化的连续不断性决定了没有一劳永逸的城市化;其二,城市化只能消除农业与城市产业间生产方式的差距,消除城乡差别,而不能消灭农村。人类的生产和发展离不开农业,农村和城市在人类社会中都将长期存在和发展下去。在今后进入高度城市化阶段以后,虽然城市化的速度会有所减缓,但这并不排斥城市化过程的长期性和连续性。到那个时候,城市化的主要任务将是城市与农村的融合和协调发展。

三、我国城市化的历史进程①

虽然在新中国成立以前,我国的城市发展取得了一定成绩,但学术界一般将考察期限界定在新中国成立之后(即 1949 年至今),以 1978 年改革开放为分界线,把我国城市化大致划分为两个阶段:1978 年改革开放之前的曲折发展阶段和 1978 年以后的改革发展阶段。

1. 1978 年以前的曲折发展阶段

(1)发展阶段

1978 年以前中国的经济政治形势一直在曲折中前行。在这种背景下,城市化也呈现出了反复与曲折,这一时期内全国总人口、市镇人口以及城市个数的变化情况见表 1.1。

表 1.1　1949 年至 1978 年间全国总人口、市镇人口以及城市个数的变化情况

年份	总人口(万人)	市镇人口(万人)	城市化率(%)	市(个)	镇(个)
1949	54167	5767	10.6	135	2000
1953	58796	7826	13.3	166	5402
1956	62828	9185	14.6	175	3672
1957	64653	9949	15.4	176	
1960	66207	13073	19.7	199	
1961	65859	12707	19.3	208	4429
1965	72538	13045	18.0	171	2902
1969	80671	14117	17.5	175	
1970	82992	14424	17.4	176	
1975	92420	16030	17.3	184	
1978	96259	17245	17.9	193	2173

资料来源:中国统计年鉴(1979)。

从表 1.1 可以看出这一时期的城市化进程又可分为三个小的阶段。

---

① 汪冬梅:《中国城市化问题研究》,2003 年山东农业大学博士学位论文,第 64—73 页。

①1949—1957 年:城市化恢复和初步发展阶段。新中国成立之初,城市化水平非常低,1949 年市镇人口在全国总人口中的比重只有 10.6%。1949 年后,党和政府通过没收官僚资本、控制经济命脉、稳定市场物价、建立新型城市社会关系、恢复和维护城市社会生产力等一系列措施,促进了城市经济的恢复和发展。1949 年 3 月,中共七届二中全会提出了"党的工作重心由农村转向城市"的主张,党中央开始制定和实施一系列新的政策、法规和计划。1953 年进入第一个五年计划建设时期,多项重大城市工业项目开工建设,积极推行城市对农村开放的政策,吸收农民进入城市和工厂矿区就业,新建和扩建了部分城市(其中新建城市 6 个,大规模扩建城市 20 个,一般性扩建城市 82 个)。1954 年我国第一部宪法公布后,镇被明确规定为属县领导的与乡或民族乡同级的行政区域。1955 年 6 月,国务院颁布了新中国成立后第一个市镇建设法规《国务院关于市镇建制的决定》,同年 12 月又颁布了《关于城乡划分标准的决定》,使城市发展逐步步入规范化轨道,极大地推动了城市化进程。到 1957 年,我国城市数量已从新中国成立之初的 135 个增加到 176 个,城市人口达到 9949 万人,占全国总人口的比重由 1949 年的 10.6% 增加到 15.4%,增长了 4.8 个百分点,平均每年增长 0.6 个百分点。

②1958—1965 年:城市化急剧增长之后被迫调整的大起大落阶段。从 1958 年开始,在"以钢为纲"、"全面跃进"、"15 年赶超英美"、"跑步进入共产主义"等"左"的思想政策的指导下,全国市市办工业,县县开工厂,轰轰烈烈开展了"全民大炼钢铁运动",农村劳动力暴发性地涌进城市,在短短不到一年的时间里,全国"土法上马小高炉"畸形般地发展到 60 万座,城市化水平由 1957 年的 15.4% 一跃上升到 1960 年的 19.7%,增长了 4.3 个百分点,年均增长 1.43 个百分点。但是,这种宛如在沙滩上建起的"摩天大厦"根本经不起天灾人祸的撞击。受政策失误、中苏关系恶化和连续三年自然灾害等因素的影响,中国经济陷入全面萎缩,城市化进程在这场危机中也未能幸免于难。

1961 年,为缓解饥荒和盲目冒进造成的种种不利局面,中国开始实行

"调整、巩固、充实、提高"的方针,下达了一系列通知和文件以动员更多的城市劳动力回到农村参加农业生产,大规模压缩城市人口。1961年下半年,中共中央、国务院先后发出了《关于减少城镇人口和压缩城镇粮食销量的九条办法》和《关于精减职工工作若干问题的通知》,要求3年内减少城镇人口2000万人以上。1962年10月发布了《关于当前城市工作若干问题的指示》,强调从严掌握设市标准和郊区范围,严格控制城市人口增长。据统计从1961年到1963年底,全国共下放城镇职工1887万人,减少城市人口3000万,城市人口比重下降到16.8%。1963年12月又下达了《关于调整设置市镇建制、缩小城市郊区的指示》,要求撤销不够设市条件的市,缩小城市郊区,提高设镇标准等。同时从1964年开始,国家提出办"五小"工业、重视"三线"建设,有条件的县城和为"三线"服务的内陆小城镇也随之发展,但大部分小城镇由于商品流通不畅而处于萎缩和衰落状态,一部分2万人以下的小城镇被撤销了。据统计,到1964年底,全国共撤销39个市,使城市数减至169个;到1965年底,全国共撤销1527个镇,使建制镇减至2902个。1958—1965年间,城市化水平由15.4%上升到1960年的19.7%,继而下降到1963年的16.8%之后又趋于上升至1965年的18%,是一段在错误理论和政策指导下,城市化的发展反反复复升降无常的大起大落时期。

③1966—1978年:城市化停滞时期。1966年"文化大革命"爆发,工农业生产停滞不前,经济发展严重受损,政治运动成为社会活动的重心,社会主义建设再次遭受严重挫折,城市化建设也大受其害。"文化大革命"一开始,主管城市规划和建设的机构——国家建委城市规划局和建筑工程部城市建设局就被停止了工作,各城市也相应地撤销了相关管理机构,使城市建设和城市化事业长期处于无人负责状态。1968年开始的知识青年和城市职工、干部"上山下乡"运动使大批城市人口下放到农村,城市人口比重逐年降低。据不完全统计,"文化大革命"期间动员到农村插队落户的知识青年约2000万人,连同下放的城镇干部、职工及其家属,共下放城镇居民约3000万人。加之国际局势日益恶化,"准备打仗和三线建设"的问题备受中

央重视,更多的人力和物力撤离城市转向了偏远山区,投入到"三线建设"中(在 1966—1971 年"三线建设"高峰时期,工厂几乎全部被安排在山沟或山洞里),根本无法形成像样的城镇。这一时期由于政治运动、备战工作压倒一切,我国城市人口长期在低水平徘徊,甚至有所下降。1965—1971 年城市化水平由 18% 降至 17.3% 。在"文化大革命"的中后期至 1978 年间,国民经济曾一度有所恢复,城市化也在恢复中呈现缓慢发展的势头。1978 年城市化水平为 17.9% ,与 1966 年基本相当。

(2)发展特征

1949—1978 年的 29 年间中国的城市化水平从 10.6% 上升到 17.9% ,共增长 7.3 个百分点,年均增长 0.25 个百分点,这一时期的城市化进程表现出如下的特征。

①从发展水平上看城市化表现出反复性、曲折性和总体水平上升的态势,通过图 1.1 可以很容易地观察到这一点。

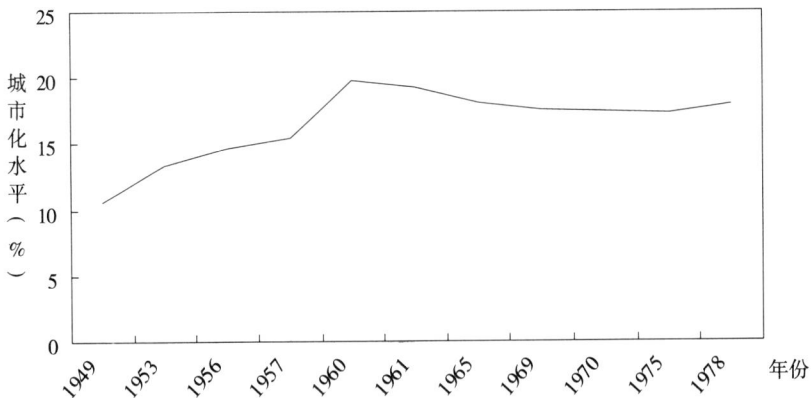

图1.1　改革开放前城市化水平的变化态势

②从空间结构或空间布局上看,城市化表现出了过分追求均衡、城市布局不断西移的特征。

众所周知,我国东部具有发展城市的诸多优势,理应并且能够成为城市化的先行地带。但在 1978 年以前,一方面为了改变城市在空间东密西疏的不平衡历史局面,另一方面由于对国际形势的战略性分析失误,中央作出了一线(即沿海地区)要搬家、二线(即中部地区)要加强,特别是要大搞三线建设的战略决策。与此相适应,城市化过早地呈现出均衡的局面。1949—1978 年间,三大地区的城市布局情况见表 1.2。

表 1.2　1949—1978 年间三大地区的城市布局

年　份	全国城市个数(个)	东　部		中　部		西　部	
		城市个数	比重(%)	城市个数	比重(%)	城市个数	比重(%)
1949	135	69	51.1	53	39.3	13	9.6
1957	176	72	40.9	73	41.5	31	17.6
1978	193	68	35.8	84	43.5	40	20.7

资料来源:中国统计年鉴(1979)。

③从城市人口的增长方式看,在这一时期内的绝大部分时间里,城市人口的自然增长是主要的人口增长方式。

城市人口的增长有两种方式:一是依靠人口的自然增长;二是通过人口在更大范围内流动、优化配置而形成的机械增长。新中国成立初期,在我国城市化健康发展的短暂时期内,城市人口的增长主要依靠机械增长方式。1949—1957 年间,全国总人口由 54167 万人增至 64653 万人,增长了19.4%,同期市镇人口由 5765 万人增至 9949 万人,增长了 72.6%,由于全国总人口的增长速度基本上就是人口的自然增长速度,我们假定市镇人口的自然增长速度略低于全国总人口的增长速度(这是符合实际的),如果把其设定为 15%,那么 1949—1957 年间城市人口自然增长人数就是 5765 × 15% = 864.75 万人,迁移或机械增长人数是 9949 - 5765 - 864.75 = 3319.25 万人。这样,1949—1957 年间城市人口自然增长与机械增长之比为 1:3.84。1960 年以后,农村人口进入城市受限,城市人口中自然增长的比重逐渐提高,城市人口的自然增长超过了迁移增长。1960—1978 年间,全国总人口由 66207 万人增至 96259 万人,增长了 45.4%,城市人口由13073 万人增至 17245 万人,增长了 32%,如果城市人口的自然增长率按稍低于全国人口自然增长率的 40% 计算,那么在此期间城市人口的自然增长人数就应该是 13073 × 40% = 5229.2 万人,迁移增长是 17245 - 13073 - 5229.2 = -1057.2 万人。这也就是说,从增长人口总量上来说不仅城市人口的增长全部依赖于自然增长,而且部分城市人口倒流到农村。改革开放之前城市人口以自然增长为主是其显著特征。

④从运行机制来看,这一时期的城市化进程总是与政治运动和政府意向相伴,而与经济发展进程缺乏紧密的联系。在上述关于城市化历程的介绍中,我们可以很清晰地看到中国改革开放前变幻莫测的政治经济形势对城市化的重要影响作用,政治稳定则城市化就能够顺利发展,反之城市化的进程就受到阻碍。在这种干扰下,城市化没有明确的方向和目标,其重要性没有引起人们足够的重视;政府行为是城市发展的主要动力。城市化只是政府用来整顿经济社会的工具或结果之一。城市化与经济发展严重脱节。我们把 1949—1978 年间几个主要年份的人均 GDP 与城市化水平的对应关系绘制成图 1.2,可以很清晰地看到这一点。

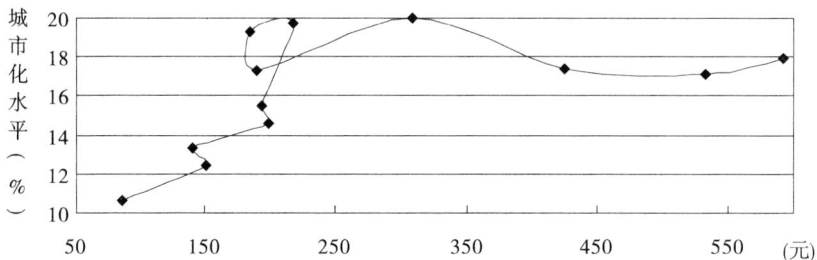

图 1.2 **1949—1978 年间中国人均工农业生产总值与城市化水平的对应关系**

这一时期的社会结构是城乡之间相互隔离的二元结构:政府对城市和市民实行"包行"制,由财产制度、食品和燃料供给制度、教育医疗制度、养老制度、劳动保护制度甚至婚姻制度等具体制度共同构筑起城乡之间的壁垒,造成城乡之间的巨大差异,阻碍农村人口向城市的自由流动。

2. 1978—2000 年的改革发展阶段

(1)发展阶段

①1978—1984 年:农村体制改革推动城市化的阶段。党的十一届三中

全会拉开了农村经济体制改革的序幕,家庭联产承包责任制的推广极大地调动了广大农民的积极性,粮食连年丰收,农村剩余产品逐渐增多,农村剩余劳动力问题逐步显现。农村的改革与发展通过多种途径有力地推动了城市化进程:农村承包制的实施使约 2000 万上山下乡的知青、干部和技术人员因失去农活而返城就业;城乡集贸市场的开禁使大量有经营头脑的农村商业人员成为城市暂住人口;在当时的几个中央 1 号文件的鼓舞下,部分农民自带口粮,本着"离土不离乡、进厂不进城"的原则发展乡镇企业并由此带动了部分建制镇的发展。与此同时,第三次全国城市工作会议提出了"在部分大城市试行工商利润的 5% 用于城市维护和建设费,国家每年拨一定的专款用于城市住房补贴"等规定,这些恢复性城市建设措施使城市建设走出了多年徘徊的局面。总体来看,在这一时期内农业大发展、乡镇企业异军突起和城市建设等多种因素的作用下,城市化取得了长足的发展。城市个数由 193 个增加到 300 个;建制镇数由 2173 个增加到 7186 个;市镇人口由 17245 万人增加到 24017 万人,年均增长 5.67%,快于同时期全国总人口 1.36% 的年均增长率;城市化水平由 17.92% 上升到 23.01%,年均增加 0.85 个百分点,快于改革开放之前的任何一个时期。1978—1984 年间城市化的进程情况如表 1.3 所示。

表 1.3　1978—1984 年间全国总人口数、市镇人口数和城市个数的变化情况

年　份	全国总人口 (万人)	市镇人口 (万人)	城市化率 (%)	城市总数 (个)	建制镇总数 (个)
1978	96259	17245	17.92	193	2173
1978	97542	18495	18.96	216	2361
1980	98705	19140	19.39	223	2692
1981	100072	20171	20.16	223	2678
1982	101541	21154	20.83	245	2664
1983	102495	24126	23.54	289	2968
1984	104357	24017	23.01	300	7186

注:1984 年建制镇个数突然增多是由于 1984 年民政部调整了设镇标准。
资料来源:①《中国城市统计年鉴》(1985);②建制镇的数据转引自胡顺延:《中国城镇化发展战略》,第 100 页。

②1984—1992 年：城市体制改革推动城市化发展的阶段。以 1984 年 10 月中共十二届三中全会通过的《中共中央关于经济体制改革的决定》为标志，我国进入了以城市为重点的经济体制改革阶段。城市经济体制在最初恢复"物质刺激"奖金制的基础上，引进了农村经济体制改革的成功经验——承包制，从而开启了全面改革中国城市经济体制的进程。

在这一时期内，经过经济结构的调整，劳动密集型轻工业得到迅猛发展。由于轻工业是一种量大面广、品种繁多、工艺相对简单、原料来源广泛、投资门槛较低、劳动力密集的工业，特别适合广大具有原料优势的农村乡镇企业去发展，因此，在沿海靠近大中城市的地区，乡镇企业率先迅速发展并通过聚集形成了大量的小城镇，促进了城市化水平的提高。同时，在这一时期，国家制定了一系列有利于吸引农村人口进城和设立新城市的政策和标准。例如继 1984—1986 年"撤社建乡"并降低建制镇设镇标准（非农人口在 2000 人以上或占全镇总人口的 10% 以上）后，1986 年国家有关部门又修订了新的设市标准（将设市非农业人口标准由原来的 10 万人降低为 6 万人），从而大大促进了建制镇和新城市的涌现和发展。

1985 年 7 月，公安部出台的《关于城镇暂住人口管理暂行规定》指出："凡在城镇开店、办厂、从事建筑运输服务行业等暂住人口可由所在地公安派出所发给《寄住证》。"这无疑是对农民进城经商务工的一种鼓励和认可，吸引了大批农民进入城市。1989 年 12 月，颁布的《中华人民共和国城市规划法》明确提出"国家实行严格控制大城市规模、合理发展中等城市和小城市"的方针，使小城市和建制镇的发展有了"法律的名分"，并得到了极大发展。1984—1992 年间城市化进程中，新建城市占主导地位城市个数由 300 个增加到 517 个，建制镇由 7186 个增加到 14539 个，市镇人口由 24017 万人增加到 32373 万人，城市化水平由 23.01% 上升到 27.63%，年均增长 0.58 个百分点，稍低于前一阶段。1984—1992 年间的城市化进程情况见表 1.4 所示（1984 年数据见表 1.3）。

表 1.4 1985—1992 年间全国总人口数、市镇人口数和城市个数的变化情况

年 份	全国总人口（万人）	市镇人口（万人）	城市化率（％）	城市总数（个）	建制镇总数（个）
1985	105851	25094	23.71	324	9140
1986	107507	26366	24.52	352	10718
1987	109300	27674	25.32	381	11103
1988	111026	28661	25.81	434	11418
1989	112709	29540	26.21	450	11873
1990	114333	30191	26.41	467	12084
1991	115823	30543	26.37	476	12455
1992	117171	32373	27.63	517	14539

资料来源:①《中国城市统计年鉴》(1993);②建制镇的数据转引自胡顺延:《中国城镇化发展战略》,第100页。

值得注意的是,在这一时期内,虽然建制镇和新城市发展较快,但城市化年均增长率却低于前一阶段,这就意味着城市化进程中存在城市建设过于分散、城市规模过于、狭小土地浪费严重等问题,城市化处于以量的扩张为主的阶段。

③1992—2000 年:社会主义市场经济体制的确立和完善推动城市化发展的阶段。以 1992 年春天邓小平同志南方谈话和当年 10 月中共召开十四大为标志,我国进入了全面建立社会主义市场经济体制的时期。社会主义市场经济体制的建立激发了原本压抑在经济体制内部的创造力,使中国经济开始了新一轮的高速增长,全国各地经济建设的热情高涨。开发区是这一时期经济建设的主要形式,沿海地区开发区的建设和"三来一补"企业吸引、容纳了大批流动农民。而开发区建设基本上都是以城市基础设施和房地产开发起步的,它的实质是在原有城市周围建设新城区或对旧城区进行更新改造。这一时期的城市建设呈现出原有城市改造、开发区建设和建立国际大都市并行的趋势,城市化逐渐由量的扩张过渡到量与质共同提高的阶段。1992—1999 年间,城市数由 517 个增加到 667 个,建制镇由 15805 个增加到 19756 个,市镇人口由 32373 万人增加到 38892 万人,城市化水平由

27.63%增加到30.89%,年均增长0.51个百分点。由于1999年国家统计局发布了新的城乡划分标准——《关于统计上划分城乡的规定(试行)》,因此根据第五次人口普查结果计算的2000年的城市化水平猛增,2000年城镇人口为45594万人,城市化水平为36.1%。1992—2000年间的城市化进程情况见表1.5所示(1992年数据见表1.4)。

表1.5　1993—2000年间全国人口数、市镇人口数和城市个数的变化情况

年份	全国总人口(万人)	市镇人口(万人)	城市化率(%)	城市总数(个)	建制镇总数(个)
1993	118517	33351	28.14	570	15805
1994	119850	34301	28.64	622	16702
1995	121121	35174	29.04	640	17532
1995	122389	35950	29.37	666	18171
1997	123626	36989	29.92	668	18260
1998	124810	37942	30.40	668	19216
1999	125909	38892	30.89	667	19756
2000	126333	45594	36.10	663	20312

注:2000年建制镇个数突然增多是由于新的城乡划分标准。
资料来源:①《中国城市统计年鉴》(2001);②建制镇的数据转引自胡顺延:《中国城镇化发展战略》,第100页;③2000年的数据转引自《2000年第五次人口普查主要数据公报》(第一号)。

在这一阶段里,为了克服城市化过于分散的问题,国家曾制定了促进城市适当聚集发展的政策,但是由于前一时期发展速度的惯性以及开发区热初期强大的刺激作用,城市数目的增长不仅没有放慢,反而出现了"反弹",增长更快,进入后期增长幅度才开始放慢并趋于稳定。

现将1978—2000年间城市化进程中各发展阶段的基本情况概括如表1.6所示。

表1.6　1978—2000 年间城市化各阶段相关情况的比较

时　间	城市化年均增长百分点	城市年均增长(个)	动　力	阶　段	主要发展形式	特　征
1978—1984	0.85	17.83	农村体制改革	恢复发展阶段	先返城后城建,原有城市的恢复	恢复性特征
1984—1992	0.58	27.13	城市体制改革	稳步发展阶段	发展新建城市和小城镇	外延扩张
1992—2000	1.06	18.25	社会主义市场经济体制确立与发展	全面推进、加速发展阶段	新城市发展与原有城市的完善	外延扩张为主,开始注重内涵发展

（2）发展特征

①从发展水平上看,除 1983 年、1991 年和 2000 年分别由于第三次、第四次和第五次人口普查中统计口径的变化导致了稍大的变化幅度外,其余年份之间城市化的发展是很平稳的。城市化水平从 1978 年的 17.92% 上升到 2000 年的 36.22%,共增加了 18.18 个百分点,年均增加 0.83 个百分点,与 1949—1978 年间年均增加 0.25 个百分点相比,提高了 0.58 个百分点。

②从空间布局看,城市化的主战场在东部沿海地区。

改革开放之初,由于改革开放之前各种政策的作用和发展的惯性,中西部地区城市发展速度较快,东部地区城市所占比重曾一度有所下降。如 1978—1985 年间,全国城市由 193 个增至 324 个,其中东部城市由 69 个增至 113 个,所占比重由 35.8% 降为 34.9%;中部城市由 84 个增至 133 个,所占比重由 43.5% 降为 41%;西部城市由 40 个增至 78 个,所占比重由 20.7% 上升到 24.1%。但 1985 年之后,东部地区在改革开放、经济发展等方面均走在全国前列,城市的发展随之崛起。1985—1998 年间,全国城市由 324 个增至 668 个,其中东部城市由 113 个增至 300 个,所占比重由 34.9% 上升到 44.9%;中部城市由 133 个增至 247 个,所占比重由 41% 降为 37%;西部城市由 78 个增至 121 个,所占比重由 24.1% 降为 18.1%。1978—1998 年间三大地区的城市布局情况见表 1.7 所示。

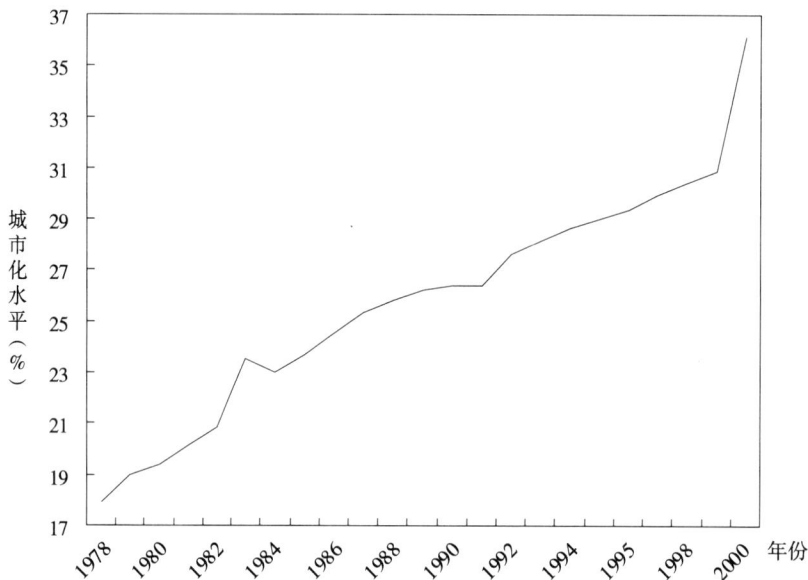

图 1.3   1978—2000 年间的城市化水平

表 1.7   1978—1998 年间三大地区的城市布局

年　份	全国城市个数	东　部		中　部		西　部	
		城市个数	比重(%)	城市个数	比重(%)	城市个数	比重(%)
1978	193	69	35.8	84	43.5	40	20.7
1985	324	113	34.9	133	41.0	78	24.1
1998	668	300	44.9	247	37.0	121	18.1

资料来源:《中国城市统计年鉴》(1999)。

③从人口增长方式看,机械增长成为城市人口增长的主要方式。

由于单一年份的资料容易受到许多特殊因素的影响,因此,我们以 5 年为单位来进一步考察 1978—2000 年间我国城市人口的增长态势,见表 1.8 所示。

由于在城市中计划生育政策执行得更好一些,所以城市人口的自然增长率要低于全国人口的增长率。即使我们认定二者等同,仍然能够从表 1.8 中看出,每个时间段内城市人口的增长率均高于全国人口的增长率2 倍多,这就意味着在城市人口的增长中,自然增长所占份额较少,而机械增长是城市人口增长的主要方式。同时我们还可看到,尽管城市人口增长的绝对量基本稳定,但城市人口增长占全国人口增长的比重(城市人口增长的相对量)仍不断提高。

表 1.8　1978—1999 年城市人口增长态势

	城市人口增长规模(万人/年)(1)	全国人口增长规模(万人/年)(2)	(1)/(2)(%)	城市人口年均增长率(%)(3)	全国人口年均增长率(%)(4)	(3)/(4)
1978—1982	977.25	1320.5	74.0	5.24	1.34	3.91
1983—1987	887.00	1701.25	52.1	3.49	1.62	2.15
1988—1992	927.75	1536.25	60.1	3.49	1.36	2.27
1993—1997	909.50	1277.25	71.2	3.09	1.06	2.47
1998—1999	950.00	1099.00	86.4	2.50	0.90	2.78

④从运行机制看,城市化受市场机制和政府政策力量的双重驱动。前者的影响力正在增强,后者起到了"顺水推舟"的作用。

1978 年以后,随着经济体制的改革,市场机制在社会经济生活中的影响力愈来愈强。在城市化进程中,它也充分显示了其"威力",城市化空间区位确定机制、城市主导产业选择机制、城市化的投融资机制、城乡间的要素流动机制、城市基础设施建设机制等城市化运营机制中无不存在市场的力量。同时政府政策的作用也不可轻视。但与改革开放之前不同的是,政策顺应了市场机制调节的方向,它主要为市场机制发挥"威力"扫除障碍、提供保障、铺平道路,以"顺水推舟"和"催化加速"喻之其作用,较为贴切。政府作用的变化具体表现在两个方面:一是由过去实行城乡分割、限制人口流动的政策逐渐转为放松管制,允许农民进入城市就业,适时进行城市户籍制度改革;二是确立了以积极发展小城镇为主的城市化方针。

自 2000 年后,中国城市化进入了一个快速发展时期(见表 1.9),这跟我们在"十五"计划中把城镇化作为一个很重要的战略加以推进是密切相关的。到"十一五"时期重视城市群的发展,在这种战略变化条件下,中国城市化进入加快发展的时期。但是我们也可以看到,在不同的地区,城市化的规模不一样,中国的大城市基本集中在东部地区,西部和中部地区大城市的数量比较少。

表 1.9 2001—2008 年城镇人口变化

年 份	全国人口(万人)	城镇人口(万人)	城市化率
2001	127627	48064	37.65
2002	128453	50212	39.09
2003	129227	52376	40.53
2004	129988	54282	41.76
2005	130756	56212	42.99
2006	131448	57706	43.90
2007	132129	59379	44.94
2008	132802	60667	45.68

据预测,2030 年我国城市化水平将达到 60%,2050 年将达 70%,未来中国的城市化水平与世界城市化水平的差距将逐步缩小,但在一定时期内与发达国家仍将存在一定的差距。

第二节 我国的少数民族及民族地区概况

一、中华民族的历史

中华民族是中国各民族的总称。分布在亚洲的东部和中部。

中华民族有着悠久的历史。从遥远的古代起,各民族人民的祖先就劳动、生息、繁衍在祖国的土地上,共同为建立文明、统一的多民族国家贡献了自己的才智。

中华各民族的祖先共同开发了广阔富饶的土地。夏、商、周、秦汉时期,生活在东北的东胡、肃慎、挹娄、夫余、乌桓等民族开发了东北三省等地区,北部的猃狁、狄、匈奴、鲜卑等民族开发了蒙古草原和华北北部以及西北等地区,西域的龟兹、于阗、鄯善等民族开发了新疆等地区,西北部的戎、羌、氐等民族开发了西藏、青海等地区,南部的苗、濮、武陵蛮、长沙蛮以及东南部的百越等南蛮各民族开发了长江流域等地区,黎族、高山族分别开发了海南岛和台湾等地区,越人开发了香港、澳门等地区。各民族祖先以他们辛勤的劳动,为建立统一多民族国家打下了良好的基础。

秦始皇统一中国,建立中央集权制国家(公元前 221 年),标志着我国统一的多民族国家历史的开始。在此后的两千多年历史发展中,我国部分民族曾经在边疆地区建立政权、入主中原,成为统治民族。他们为祖国多民族国家的发展作出了贡献。如秦代北方的匈奴、西北的西域各民族、西部的羌、东北的东胡(鲜卑、乌桓)、夫余民族都建立过自己的政权。魏晋南北朝时期,除两晋的短暂统一外,汉族和各民族曾建立过 23 个政权。其中匈奴族建立过前赵、北凉、夏 3 个政权,鲜卑族建立过辽西、代、北周、前燕、后燕、西秦、西燕、南凉、南燕等 9 个政权,羌族建立过后秦,巴氐族建立过后汉,汉族建立过前凉、冉魏、西凉、后蜀、北燕 5 个政权。

隋唐后,经五代十国到宋、辽、金,我国又经历割据,形成各民族政权对峙的局面,如宋朝先后与契丹族的辽、女真族的金朝等对峙。是蒙古族的元朝实现了国家的统一。元、明、清时期,国家的统一和各民族的凝聚力得到进一步发展。元朝在内地和各民族地区实行行省制度,密切中央王朝与民族地区关系。满族建立的清朝,坚决抗击沙俄、英国等殖民主义对我国东北、新疆、西藏等地区的侵略,在捍卫国家统一方面发挥了重要作用。综观中国的历史,政权合而又分、分而必合,祖国统一、民族团结始终是历史发展的主流。

1840 年鸦片战争以后,中国逐渐沦为半殖民地半封建社会,各族人民在反帝反封建斗争中谱写了新篇章。1851 年广西爆发太平天国农民革命运动,壮、瑶、回、苗、蒙古、彝、白、傣、哈尼、傈僳等民族人民与汉族人民一起进行斗争。第二次鸦片战争后,沙俄强占我国黑龙江以北、乌苏里江以东和新疆巴尔喀什湖以东、以南广大地区,英军和法军分别侵略我国西藏和西南地区,各族人民奋起反抗,达斡尔、鄂伦春、赫哲、鄂温克和西北、西南地区各民族人民积极组织抗战,英勇抗击**侵略者**。反帝反封建的伟大斗争,是各民族在新的历史时期实现的新的团结和统一。

在五四运动时期,回族的马骏、郭隆真、刘清扬等分别领导天津爱国运动和京津地区学生联合会运动以及上海各界联合会的联合行动。水族的邓恩铭领导山东济南的爱国运动,并参加中国共产党第一次代表大会。在第一次国内革命战争时期,蒙古族的多松年、乌兰夫在蒙古族地区建立第一个党支部;白族的张伯简、徐克家等分别参加省港大罢工、北伐战争和广州起义;壮族的韦拔群建立农民协会,在广西开展革命斗争。第二次国内革命战争时期,邓小平、张云逸等在广西开展革命工作,与韦拔群于1929年领导发动百色起义,成立工农红军第七军和第八军。

抗日战争时期,朝鲜族先后有十余万人参加抗日战斗,蒙古族与兄弟民族一道共同建立伊克昭盟和大青山抗日游击根据地,冀中马本斋领导的回民支队,曾让日本侵略者闻风丧胆。1944年,新疆各族人民发动著名的"三区革命"。解放战争时期,蒙古族人民与兄弟民族一道,于1947年创立了内蒙古自治区。各少数民族同汉族人民一起,在中国共产党的领导下,浴血奋战,最终建立了中华人民共和国。

二、56个民族的认定

中国是一个多民族国家,现已确认的民族共有56个,其中汉族人口最多,占全国总人口的90%以上,其他55个民族因人数相对较少,习惯上称为少数民族。虽然各民族历史都非常久远,但因为经过长期演变,支系纷繁,族称众多,以至在半个世纪前,中国究竟有多少个民族没有人能搞得清楚。

从1950年开始,国家先后组织了数万民族研究人员和工作人员,对少数民族的社会历史、经济生活、风俗习惯、语言文字、宗教信仰等,进行了一次大摸底。这项工作一直持续了10余年。在当时经济落后、百废待举的情况下,动用大量的人力、物力和财力开展大规模的民族调查,不仅在中国史无前例,而且在世界上的多民族国家中也是十分少见的。

随着民族调查的深入开展,民族识别逐渐水落石出。1953 年全国第一次人口普查时,汇总登记的民族名称多达 400 余个。通过对待识别族体的族称、族源、分布地域、语言文字、经济生活、社会历史等进行综合调查和分析研究,到 1954 年,全国确认了 38 个少数民族;到 1964 年,又确认了 15 个;1965 年,确认了珞巴族;1979 年,在确认基诺族为单一少数民族后,中国的民族识别工作基本完成。之后,除继续为一小部分族体的认定进行调查研究外,主要是在一些地区对一批人的民族成分作恢复、更改和对某些族体进行归并工作。

根据 2000 年第五次全国人口普查结果,按人口多少排序,中国的 55 个少数民族是:壮族、满族、回族、苗族、维吾尔族、土家族、彝族、蒙古族、藏族、布依族、侗族、瑶族、朝鲜族、白族、哈尼族、哈萨克族、黎族、傣族、畲族、傈僳族、仡佬族、东乡族、拉祜族、水族、佤族、纳西族、羌族、土族、仫佬族、锡伯族、柯尔克孜族、达斡尔族、景颇族、毛南族、撒拉族、布朗族、塔吉克族、阿昌族、普米族、鄂温克族、怒族、京族、基诺族、德昂族、保安族、俄罗斯族、裕固族、乌孜别克族、门巴族、鄂伦春族、独龙族、塔塔尔族、赫哲族、高山族、珞巴族。

在中国,公民个人的民族成分,是依据父亲或母亲的民族成分确定的。不同民族的公民结婚所生子女,或收养其他民族的幼儿,其民族成分在满 18 周岁以前由父母或养父母商定,满 18 周岁者由本人决定,年满 20 周岁者不再更改民族成分。不同民族的公民再婚,双方原来的子女如系幼儿,其民族成分在 18 周岁以前由母亲和继父或父亲和继母商定;双方原来的子女已满 18 周岁的,不改变原来的民族成分。不同民族的成年人之间发生的收养关系、婚姻关系,不改变各自的民族成分。原来已确定为某一少数民族成分的,不得随意变更为其他民族成分。

三、少数民族人口分布

(一)人口数量

2000 年 11 月 1 日,中国进行了第五次全国人口普查。普查结果为:全国人口共 126583 万(香港、澳门特别行政区和台湾地区未计算在内),其中汉族最多,共 115940 万,占总人口的 91.59%;其余 55 个民族共 10643 万,占总人口的 8.41%(见表 1.10)。

同 1990 年第四次全国人口普查相比,10 年间少数民族总人口增加了 1523 万,增长率为 15.37%,比汉族高 5.48 个百分点。绝大部分少数民族的人口都有较大增长,像羌族、毛南族、保安族、土家族,增长率更是高达 40% 以上,只有极个别民族的人口处于零增长或负增长状态。

在 1949 年以前,很多少数民族人口的发展趋势是逐渐下降的,有的甚至濒临民族灭绝的边缘。如赫哲族人口在 17 世纪中后期尚有 1.2 万余人,至 20 世纪 50 年代初则只剩下 300 多人。造成这种悲剧的原因,主要是社会经济落后、天灾战乱、贫穷疾病等。那时,各少数民族生育率低、死亡率高。新中国成立后,在发展经济和文化方面,国家给少数民族以很多支援。由于生产发展、生活改善,少数民族人口死亡率特别是婴儿死亡率大大降低,人口寿命不断延长。同时,在人口控制方面,国家对少数民族的要求也宽松一些,这就大大扭转了其人口下降的趋势,出现了人丁兴旺的景象。

表 1.10　56 个民族人口数量(2000 年)

民　族	人　口 (单位:万人)	民　族	人　口 (单位:万人)
汉　族	115940.00	土　族	24.12
壮　族	1617.88	仫佬族	20.74
满　族	1068.23	锡伯族	18.88
回　族	981.68	柯尔克孜族	16.08
苗　族	894.01	达斡尔族	13.24
维吾尔族	839.94	景颇族	13.21
土家族	802.81	毛南族	10.72
彝　族	776.23	撒拉族	10.45
蒙古族	581.39	布朗族	9.19
藏　族	541.60	塔吉克族	4.10
布依族	297.15	阿昌族	3.39
侗　族	296.03	普米族	3.36

续表

民　族	人　口 （单位：万人）	民　族	人　口 （单位：万人）
瑶　族	263.74	鄂温克族	3.05
朝鲜族	192.38	怒　族	2.88
白　族	185.81	京　族	2.25
哈尼族	143.97	基诺族	2.09
哈萨克族	125.05	德昂族	1.79
黎　族	124.78	保安族	1.65
傣　族	115.90	俄罗斯族	1.56
畲　族	70.96	裕固族	1.37
傈僳族	63.49	乌孜别克族	1.24
仡佬族	57.94	门巴族	0.89
东乡族	51.38	鄂伦春族	0.82
拉祜族	45.37	独龙族	0.74
水　族	40.69	塔塔尔族	0.49
佤　族	39.66	赫哲族	0.46
纳西族	30.88	高山族	0.45
羌　族	30.61	珞巴族	0.30

注：高山族人口数未包括台湾地区。

（二）人口政策

1949年全国人口为54167万，至1973年增加到89211万。人口大量增长对经济和社会发展的制约日益加重，于是国家开始大力宣传和提倡计划生育。1981年，中国政府第一次明确宣布："限制人口的数量，提高人口的素质是我国的人口政策。"其主要内容是：提倡晚婚晚育、少生优生；提倡一对夫妇只生育一个孩子。1982年9月，计划生育被列为国家的一项基本国策。

2002年，中国制定了《人口与计划生育法》，并从当年9月1日起开始实施。该法第18条规定："国家稳定现行生育政策，鼓励公民晚婚晚育，提倡一对夫妻生育一个子女；符合法律、法规规定条件的，可以要求安排生育第二个子女。"该条同时还规定："少数民族也要实行计划生育。"

半个世纪以来,中国少数民族的人口政策,大致经历了三个阶段:

第一阶段,倡导"人口兴旺",鼓励生育的政策(20世纪50—70年代)。这主要是因为长期以来少数民族人口增长缓慢,有的民族还出现了人口增长停滞和负增长的趋势。

第二阶段,探索、酝酿少数民族计划生育政策(1971—1981年)。这主要是因为60年代中期开始出现人口增长高峰,一些民族地区出现不同程度的人口压力。

第三阶段,提出少数民族也要实行计划生育的政策(1982年以后)。1982年,中国政府提出:对于少数民族,也要提倡计划生育,在具体要求上,可适当放宽一些,具体规定由民族自治地方和有关省、自治区、直辖市根据当地实际情况制定,报上一级人大常委会或人民政府批准后执行。

由于中国少数民族分布较广,各地的经济、社会、文化发展差异较大,因此,各地政府根据当地实际情况,对少数民族实行的计划生育政策作出了不同规定。概括起来,大致可以分为三类:

1. 五个民族自治区和少数民族人口较多的云南、贵州、青海等省

内蒙古自治区规定:蒙古族公民,一对夫妻可以生育两个孩子;非城镇户籍的蒙古族公民,经批准可以生育第三胎。达斡尔族、鄂温克族、鄂伦春族公民,提倡优生,适当少生;要求节育的,给予技术服务。蒙古族、达斡尔族、鄂温克族、鄂伦春族以外的其他少数民族公民,一对夫妻只可生育两个孩子,不准生育第三胎。

新疆维吾尔自治区规定:城镇少数民族居民一对夫妻只准生育两个孩子;少数民族农牧民一对夫妻可生育三个孩子,符合特定条件的可再生育一个孩子。

广西壮族自治区规定:夫妻双方为瑶、苗、侗、仫佬、毛南、回、京、彝、水、仡佬等1000万以下人口少数民族的,经批准可以有计划地安排生育第二个孩子。

宁夏回族自治区规定:职工、城镇居民和农民,夫妻双方或一方是少数民族的,可生育两个孩子;一些山区县的少数民族农民可以生育三个孩子。

西藏自治区规定:藏族和其他少数民族干部、职工和城镇居民,提倡一对夫妇生育两个孩子。对农牧区的少数民族农牧民只提倡优生优育、晚婚晚育,不限定生育胎数;如有自愿实行计划生育的,给予技术指导。

云南、贵州、青海省的大致规定是:少数民族夫妻可生育两个孩子;有特殊情况的少数民族农牧民,经过批准可多生育一个孩子。对总人口很少的民族不限定生育指标。

2. 吉林、辽宁、黑龙江、河北、浙江、湖北、湖南、广东、海南、四川、重庆、甘肃等省、市

这些地方都有少数民族聚居区,建有自治州或自治县,一般都规定少数民族夫妻可生育两个孩子。例如吉林省规定:夫妇双方均为少数民族的,允许生育两个孩子;夫妇一方为少数民族的,也允许生育两个孩子。浙江省规定:夫妻双方均是少数民族的,经批准,可以按计划生育第二个孩子;夫妻双方均是农业户口的农民、渔民,一方是少数民族并具有两代以上户籍的,经批准,可以按计划生育第二个孩子。

3. 北京、天津、山西、上海、江苏、安徽、福建、江西、山东、河南、陕西等省、市

这些省、市属少数民族杂、散居地区,在制定的计划生育政策中均考虑到了少数民族的特殊情况。北京、天津、上海三个直辖市规定,符合一定条件的少数民族夫妻可生育两个孩子;其他省规定夫妻双方是少数民族的均可生育两个孩子。

经过多年的工作,少数民族对计划生育政策都有了较好的认识,认同感很强,生育愿望基本被规范在生育政策之内。同时,随着社会的发展,传统的生育观念如"传宗接代"、"多子多福"等也发生了一些变化。尤其在城镇,年轻一代的生育观与父辈们有了很大不同,他们更注重优生优育和生活质量。不少人有了一个孩子之后,就不打算再生育了。

但在农村,特别是边远地区,情况则要复杂一些。由于经济、文化相对落后以及传统观念的影响,人们的生育愿望要强烈一些。其中重要的一点是出于"养儿防老"的考虑,因为在很多地区,还没有实行社会养老,家庭养

老是唯一的选择。也有一些人的生育目的,是为了增加家庭劳动力。不过,绝大多数家庭都认识到人口过多给社会、家庭及个人带来的负担与影响,因此他们都愿意执行国家的计划生育政策。

(三)人口分布

中国的少数民族主要分布在西部地区,如广西、云南、贵州、新疆、内蒙古、四川、西藏、青海、甘肃、宁夏等省、自治区。2000 年,西部 12 个省、自治区的总人口约占全国人口的 28%,而少数民族人口约占全国少数民族总人口的 72%。此外,东部地区的辽宁、中部地区的湖南等省,少数民族人口也为数不少。各省、自治区、直辖市中,少数民族人口最多的是广西壮族自治区,共 1721 万;少数民族人口占当地总人口比例最高的是西藏自治区,为 94.1%。中国的少数民族人口虽少,但分布很广。全国各省、自治区、直辖市都有少数民族居住,绝大部分县级单位都有两个以上的民族居住。2000 年,少数民族人口占全国的 8.41%,各民族的居住状况并不是区划齐整、界线分明的,而是大杂居、小聚居、互相交错居住。如在西藏自治区,少数民族人口占全区的 94% 以上;在新疆维吾尔自治区,汉族人口仅次于维吾尔族,约占 40%;而在内蒙古、广西、宁夏 3 个自治区,汉族人口都超过了少数民族人口。这种分布特点是在长期历史发展过程中各民族间相互交往、流动而形成的(见表 1.11)。

少数民族聚居的地方,大多地广人稀,人口密度与沿海地区相比,相差悬殊。每平方公里人口密度,西藏仅约 2 人,青海、新疆等地也不到 10 人,而东部地区的江苏、山东等地为五六百人。

中国的少数民族多生活在边疆地区,这是历史上形成的。全国 2.1 万多公里的陆地边境沿线,大多是少数民族居住区,全国有 30 多个少数民族与境外同一民族相邻而居,很多边境口岸是中国与相邻国家贸易往来的重要通道。

表 1.11　各省、自治区、直辖市少数民族人口分布

地　区	少数民族人口（万人）	少数民族占总人口数比重(%)	地　区	少数民族人口（万人）	少数民族占总人口数比重(%)
广　西	1721	38.34	黑龙江	185	5.02
云　南	1433	33.41	海　南	136	17.29
贵　州	1334	37.85	广　东	123	1.42
新　疆	1143	59.39	河　南	113	1.22
辽　宁	678	16.02	山　东	62	0.68
湖　南	658	10.21	北　京	59	4.26
内蒙古	493	20.76	福　建	58	1.67
四　川	415	4.98	浙　江	40	0.85
河　北	291	4.31	安　微	38	0.63
湖　北	262	4.34	天　津	26	2.64
吉　林	246	9.03	江　苏	25	0.33
西　藏	246	94.07	陕　西	18	0.49
青　海	236	45.51	江　西	11	0.27
甘　肃	223	8.69	山　西	10	0.29
重　庆	198	6.42	上　海	10	0.60
宁　夏	194	34.53			

　　少数民族地区虽然大多地处偏远,但自然和人文资源非常丰富。中国的牧区很大,约占全国陆地总面积的三分之一左右,其中少数民族地区草原面积约占全国的 94%,主要分布在内蒙古、新疆、四川、西藏等地。国内的很多大江大河都发源于少数民族地区,这些地区的水力资源蕴藏量约占全国的一半。全国 1/2 的森林资源也都在少数民族地区,全国 4 大林区中有3 个在少数民族地区。因此,少数民族中有不少人长期过着游牧和渔猎生活。中国的游牧民族主要分布在北部和西北部地区,现多已定居。

　　少数民族地区的矿产资源同样十分丰富。如新疆的石油、天然气储量分别占国内陆上石油、天然气总量的 1/3 以上。内蒙古有着"东林西铁、南粮北牧、遍地矿藏"之誉,又有"扬眉吐气"之说,具体讲,分别指羊绒、煤炭、稀土和天然气。21 世纪初开工建设的国家重点工程"西气东输"、"西电东送",资源主要就来自少数民族众多的西部地区。

中国的少数民族大多生活在山区、高原、牧区和林区,那里不仅自然风光十分美丽,而且较多地保留了传统文化特点。即便在交通、信息已较发达的今天,少数民族生活的环境、方式及其文化、习俗、宗教信仰等,对大多数中国人来说,都是新鲜的,都有很大的吸引力。例如西藏,在很多人眼中是最富神秘、浪漫色彩的净土;云南、西藏、四川交界的少数民族地区,很久以来便一直是人们寻找的"香格里拉"。如今,云南的丽江古城、三江并流自然景观和西藏的布达拉宫,都已被联合国教科文组织世界遗产委员会列入"世界遗产名录"。而同样美丽的地方、同样富有魅力的自然文化遗产,在中国少数民族地区还有很多。

(四)人口流动

在城市化进程中,居民的多民族化现象日渐突出。过去,我国城市的少数民族除一些世居民族之外,大部分是新中国成立之后,通过工作调动、大学毕业生分配、军队转业等政策因素而定居城市的。进入20世纪80年代以后,除这种政策因素继续存在以外,一方面随着城市化步伐的加快,一些大城市的高科技产业和新兴的卫星工业城市引来不少新移民,其中不乏少数民族,例如上海航天业就有包括10多个民族的160多名少数民族科技人员,上海宝山钢铁公司也有近1000名来自东北和湖北、四川等地的满、回、朝鲜、锡伯等10多个少数民族的企业骨干。另一方面,长期生活于偏僻边疆、乡村的我国少数民族人口得益于我国的改革开放政策,他们摆脱封闭,走向开放,以经商、务工等形式涌进市场经济活跃的城市。

据初步统计,在北京经商的新疆维吾尔族、东北朝鲜族就有几千人以上。北京每天100多万流动人口中至少十分之一以上是少数民族人口。这种情况在天津、上海、广东、福建等地区也都出现。我们在许多城市的大街小巷上,不难发现东北朝鲜族的风味小菜、新疆维吾尔族的羊肉串、西藏藏族的各种中药材和西南苗族的银器首饰及各种民族风味的饭馆。不仅如此,少数民族流动人口在一些大中城市已形成一定的集中地,经营也达到一定规模,例如新疆维吾尔族在许多大中城市形成不同规模的聚集地,其中最著名的有广州近郊三元里、上海民族饭店一带和北京的甘家口、魏公村的"新疆村"。除经商外,出来打工的少数民族人员也不少,很多少数民族姑娘、小伙走出民族村寨,到经济发达的城市打工。到 2008 年底,边疆地区到东南沿海等发达地区经商务工的少数民族成员有 150 万人以上。①

据 2000 年第五次全国人口普查,全国 31 个省、自治区、直辖市都有少数民族分布,其中拥有着所有 56 个民族人口成分的地区有 11 个,而 1990 年第四次全国人口普查时仅有北京一地。这说明,最近几十年,特别是 20 世纪 90 年代以来,随着全国人口流动加快,少数民族分布地进一步扩大。

第五次全国人口普查统计显示,少数民族人口向大城市和经济发达的东南沿海地区流动的趋势比较明显。1990—2000 年间,全国少数民族人口总数最多的广西壮族自治区,少数民族人口仅增长了 3.82%,而与之相邻的广东省,由于外来务工和经商的人较多,少数民族人口增长了 246%。同期,浙江、江苏、上海的少数民族人口增幅也在 50% 以上。当然,由于东部省、市的少数民族人口基数偏小,虽然增幅较大,绝对增长数并不是很多。

少数民族向城市流动的主要特点有:

1. 城市里的少数民族成分增加。北京市 1949 年少数民族成分有 38 个,1982 年达 54 个,到 1990 年第四次全国人口普查时北京成了少数民族成分最齐全的城市,全国 55 个少数民族均可在北京找到。武汉市 1982 年少数民族成分 33 个,至 1990 年增加到 43 个。青岛市在此期间也由 26 个增至 39 个。此外,1990 年全国人口普查时,上海、成都的少数民族成分达 44 个,郑州市 43 个,南京、西安市各 42 个,沈阳 38 个,城市少数民族成分均明显增加。

2. 城市少数民族人口增长快于汉族。北京市 1982 年少数民族人口为 32.2 万人,到 1990 年达到 42 万人。1990 年与 1982 年相比,少数民族人口增长了 28.3%,而汉族人口增长率为 16.8%。② 武汉市 1982 年少数民族人

① 国务院新闻办公室:《新疆的发展与进步白皮书》,人民出版社 2009 年版。
② 赵书:《北京少数民族人口状况分析》,《中央民族学院学报》1993 年第 4 期。

口有 2.4 万人,到 1990 年达 3.8 万人,此期间少数民族人口增长率为 56.4%,而汉族人口增长率为 17.3%。①

3. 城市的异族通婚,主要是少数民族与汉族的通婚现象明显。在民族地区,各少数民族都有相对集中的村落,加上本民族固有的传统的族内婚习惯与规范,跨民族通婚在某种意义上是行不通的。而在城市及少数民族杂散居住地区,少数民族基本上不具备相对集中的地方,即使有也是极其有限的。所以,民族内通婚遇到困难,异族通婚主要是与汉族的通婚日益增多。据 1990 年统计,全国少数民族与汉族通婚的有 6756042 户,通婚户人口 29798457 人,这分别占全国少数民族户数和人口的 42.2% 和 41.9%。② 进入 20 世纪 80 年代,还出现了民族地区的许多少数民族妇女嫁给沿海地区汉族的事例。

四、民族地区发展现状

改革开放以来,中国经济取得了突飞猛进的发展,特别是许多大中城市的发展更是迅猛,但是,城乡差别在逐渐拉大,东西部的差距进一步加大。由于民族地区多处于我国西部,因此,从一定意义上说,东西部的差距也代表了民族地区与经济发达地区的差距。

(一)东西部的差距

国家在制定经济发展规划时,将我国各省、市、自治区划分为东部、中部、西部三大经济带。

东部地区包括 12 个省、市、自治区,它们是:北京、天津、上海、河北、辽宁、江苏、浙江、福建、山东、广东、广西、海南。

中部地区包括 9 个省、自治区,它们是:山西、内蒙古、吉林、黑龙江、安

① 李德诛:《走向世界的中国都市人类学》,中国物资出版社 1994 年版,第 34 页。
② 《中国民族人口资料》,中国统计出版社 1994 年版,第 176、177 页。

徽、江西、河南、湖北、湖南。

西部地区包括 10 个省、市、自治区，它们是：重庆、四川、贵州、云南、西藏、陕西、甘肃、青海、宁夏、新疆。

东西部的差距可以从多方面进行比较。

1. 东西部经济增长的速度明显不同

从国内生产总值的平均增长速度看，1980—1994 年东部比西部高出 4.1%，从国内生产总值在全国所占份额的差距看，西部地区从 1978 年的 16.68% 降到 1998 年的 14.16%，降幅为 2.52 个百分点，而东部地区从 1978 年的 52.37% 上升到 1998 年的 58.12%，升幅为 5.75 个百分点。因此，在 1978—1999 年间，东部地区国内生产总值平均环比增长 10.17%，而西部地区增长 8.74%，特别是邓小平同志南方谈话以后的 1992—1999 年间，东部地区平均增长 10.58%，而此时的西部地区只有 8.01%，导致西部地区国内生产总值在全国国内生产总值中的比重呈迅速下滑之势。《中国西部经济发展报告（蓝皮书）(2006)》指出，西部经济虽然强劲增长，可东西部差距却还在不断扩大。2005 年，西部经济增长速度延续了 2004 年的强劲势头，我国西部总体区域经济增长率达到 12% 以上。其中，经济增长率最高的内蒙古达到了 21.16%，最低的云南也实现了 9% 的增长率，其他十个省区市经济增长率均在 10% 以上，是西部大开发以来经济增长最快的一年。可就在西部经济强劲增长的情况下，东西部差距却仍然在不断地扩大（见表 1.12）。

表 1.12　2003—2005 年东西部 GDP 对比表　　　　　　　　单位：亿元

	2003 年		2004 年		2005 年	
	GDP 绝对值	占全国比重	GDP 绝对值	占全国比重	GDP 绝对值	占全国比重
东部	79283.40	58.41%	95305.75	58.38%	109924.6	55.60%
西部	22954.66	16.93%	27585.17	16.89%	33493.3	16.90%
差额	56328.74		67720.58		76431.3	

2. 东西部人口素质差距较大

以 2005 年普通高校数量和在校学生人数为例，东部拥有普通高校

714 所,在校学生 64311 万人,分别占全国的 39.8% 和 41.2% ;西部拥有普通高校 428 所,在校学生 33118 万人,分别占全国的 23.9% 和 21.2%。

西部人均综合知识发展水平仅相当于东部的 35% ,获取知识的能力仅相当于东部的 14% ,吸收知识的能力仅为东部的 81% ,交流知识的能力仅为东部的 31% ,人均外国投资和互联网的普及率分别是东部的 8% 和 12%。①

人口自然增长率既反映人口控制情况,也反映了文化素质的高低,西部贫困地区 1994 年自然增长率达 13.6‰,比东部高 6.3 个千分点,形成了"越穷越生,越生越穷"的恶性循环。

3. 东西部农村经济发展也存在较大差距

根据 2006 年国民经济和社会发展统计公报显示,全社会固定资产投资总额 2006 年东部为 54546 亿元,占全国比重为 49.6% ,而西部则分别仅为 21916 亿元和 19.9%。如以三个产业的比重来进行对比,则区别更为明显(见表 1.13)。

表 1.13 　东西部地区三个产业对比表 　　　　　　(单位:%)

	东部地区	西部地区	东部地区/西部地区
第一产业(①)占全国比重	37.7	25.8	1.46
第二产业(②)占全国比重	58.5	14.8	3.95
第三产业(③)占全国比重	57.2	17.0	3.36

根据国家统计局 2006 年 9 月 13 日发布的全面建设小康社会监测结果,从结构上看,西部与东部地区农村全面建设小康实现程度差距较大的是经济发展、人口素质和生活质量等方面。在经济发展方面,西部与东部地区农村的发展差距在 8 年以上;在人口素质方面,西部与东部的差距在 10 年以上;在生活质量方面,西部与东部的差距在 5 年以上。2005 年东部地区农村全面建设小康实现程度为 47.6% ,而西部仅为 1.3% ,两者差距悬殊。

---

① 《地区与发展:西部开发新战略》,中国计划出版社 2001 年版,第 7—9 页。

而这些东西部差距还在进一步扩大,2005 年,东西部地区农村全面建设小康实现程度的差距扩大了 0.7 个百分点。

同时东西部农村经济的典型差异在于乡镇工业的发达程度。统计资料表明,1984—1998 年东西部乡镇企业总产值占农村总产值比重均大幅度提高,西部更是从 14% 提高到 80%,产业结构从产值的表面数据来看发生了明显变化。非农劳动力的生产率也大幅度提高。东部从 0.498 万元/人,提高到 9.371 万元/人,西部从 0.234 万元/人,提高到 5.069 万元/人,但在全国乡镇企业总产值中,西部比重不足 10%。从增长速度来看,东部五省乡镇工业总产值 15 年中增加 38.62 倍。而西部五省该指标 15 年中增长了 119.9 倍,西部的增长速度并不慢,但透过增长速度看其绝对值,西部的乡镇工业没有规模和效益,且亏损面较大。例如,1998 年西部青海省乡镇企业数为 5.2 万个,纯利润为 2.3 亿元,平均为 0.442 万;东部浙江省乡镇企业数为 103 万个,纯利润为 389 亿元,平均为 3.777 万元。[①]

4. 东西部农民收入差距进一步拉大

1980 年全国农民人均纯收入为 191.3 元。如按地区来划分,则东部为 217.6 元,比全国平均水平高 13.7 个百分点;中部为 181.0 元,比全国平均水平低 5.4 个百分点;西部为 171.6 元,比全国平均水平低 10.3 个百分点。2003 年全国农民人均纯收入为 2622.2 元。如按地区划分,则东部为 3616.6 元,比全国平均水平高 37.9 个百分点;中部为 2382.1 元,比全国平均水平低 9.2 个百分点;西部为 1878.9 元,比全国平均水平低 28.4 个百分点。东中西部地区农民人均纯收入之比由 1980 年的 1.27∶1.05∶1 扩大为 2003 年的 1.92∶1.27∶1。[②]

如果以 1500 元的农村相对贫困线划分,1999 年农村人均纯收入低于 1500 元的省(区)全部是西部省(区),而没有一个中部和东部省(区)。

①　吴方卫、扬壬飞:《东西部农村经济发展的比较研究》,《现代经济探讨》2001 年第 2 期。

②　王妲、汪三贵:《教育对中国农村地区收入差距的影响分析》,《农业技术经济》2006 年第 2 期。

1986 年,国家划定了 592 个国家级贫困县,东部地区县级单位中划入贫困县的比重为 12.9%,中部地区为 24.1%,西部地区竟高达 40.1%。动态地看,592 个国家级贫困县中的贫困人口,1986 年时有三分之二是分布在东、中部地区,但是到 1999 年,东、中部地区的贫困人口所占比重已下降到不足 50%,而西部地区贫困人口所占的比重,则从 1986 年的三分之一上升到 55% 以上,说明西部地区贫困人口减少的速度远远慢于东、中部地区。此外,1986 年以后在"八五"计划期间和实施"八七"扶贫计划以来,国家级贫困县数量又有增加,但主要集中在西部。其中,以"八七"扶贫计划与"八五"计划比较,新增加的西部省(区)竟占到全部新增国家级贫困县的 80%(见表 1.14)。对比西部人口只占全国人口的 28.5% 来看,更加凸显出中国农村贫困人口在西部的集中程度。

表 1.14　国家级贫困县调整情况

地　区	"七五"确定的贫困县	"八五"确定的贫困县	"八七"扶贫计划确定的贫困县	"八七"扶贫计划比"八五"增减
全　国	331	567	592	+ 25
东　部	47	74	72	− 2
中　部	79	147	154	+ 7
西　部	205	346	366	+ 20

我国民族地区农村贫困人口众多,贫困发生率高。据不完全统计,目前我国民族地区农村贫困人口约占我国农村贫困人口的 50% 以上。这些贫困人口又主要集中在 258 个民族贫困县,占民族地区总人口的 18.5%,县均集中了 11.67 万贫困人口。

(二)民族地区的贫困状况

1. 民族贫困县占国家级贫困县的比例高,少数民族贫困人口集中连片分布,贫困度较高

国家级贫困县的贫困状况同全国农村的平均状况比,差距在拉大,不仅绝对贫困的发生率高,而且相对贫困、贫困深度问题严重。如国家级贫困县

2004 年的农村人均纯收入和人均生活消费支出分别为 1582 元和 1392 元,分别占全国农村人均纯收入(2936 元)的 53.9% 和人均支出(2185 元)的 63.7%。

从区域上看,大多数的贫困人口集中连片分布在内蒙努鲁儿虎山地区、陕北地区、甘肃中部地区、宁夏西海固地区、秦岭大巴山地区、横断山地区、滇东南地区、桂西北地区和西藏地区等,其中绝大部分为少数民族地区。这些少数民族贫困人口大多分布在自然环境恶劣、社会发展落后、基础设施差的西部边远地区。这些地区因病、因灾造成的返贫率非常高。

我们不妨以四川为例,分析国家级贫困县中的民族贫困县的贫困状况。四川是西部一个典型的内陆地区,有 53 个民族成分、50 个民族县。四川省的国家级贫困县共有 36 个。其中,民族贫困县有 20 个,占四川省国家级贫困县的 55.6%,占四川省 50 个民族县的 40%。这些民族贫困县又集中分布在四川的三个民族自治州(三州),即阿坝州、甘孜州和凉山州,共 19 个,占民族贫困县的 95%。"三州"是四川省最不发达的地区,据不完全统计,2002 年"三州"农村居民人均纯收入为 1170.7 元,占四川省平均水平的 58.9%,只有成都市的 37.8%,只有全国平均水平的 49.5%;"三州"农村的恩格尔系数为 66.4%,为典型的绝对贫困地区,比四川省平均水平的 54.7% 高出 11.7 个百分点,高出成都市 17.3 个百分点。

据统计,2001 年四川省的民族贫困县除了人均粮食产量和肉类产量基本接近或超过全国国家级贫困县的平均水平外,其他各项指标均低于全国国家级贫困县的平均水平。如人均预算内收入和储蓄存款,民族贫困县只有 82.6 元和 950.2 元,分别占全国国家级贫困县平均水平的 68% 和 60%。地方财政完全入不敷出,靠自身来解决贫困问题几乎不可能。这也可以看做是绝大多数西部民族贫困县的真实写照。西部民族贫困县是我国农村贫困地区中的极贫困地区。

2. 各省、市、区级贫困县中,绝大多数为民族贫困县

除了列入全国 592 个国家贫困县的民族贫困县外,我国各省、市、区还有省、市、区级贫困县。但是,我国政府并没有统一全国各省、市、区的贫困

标准。各省、市、区都是根据全国统一标准并综合考虑本地区农民收入、物价总水平以及消费水平和结构等特点,制订本省、市、区的省、市、区级贫困标准和相对贫困标准,并主要通过地方财政自己扶贫。很难用统一的标准或省、市、区级贫困县数量的多少来度量各自民族地区的贫困问题。

例如广西壮族自治区,28 个国家级贫困县全是民族县,另外 21 个区级贫困县只有防城区(防城港市)不是民族县,其余 20 个都是民族县,①占区级贫困县的 95%。广西壮族自治区共有 80 个民族县,国家和区级贫困县就有 48 个,占全部民族县的 60%。可见,民族地区的贫困发生率是相当高的。

四川省的 36 个国家级贫困县中,有 20 个民族贫困县;28 个省级贫困县中,民族贫困县 10 个。国家和省级民族贫困县共 30 个,占 64 个贫困县的 47%,占 50 个民族县的 60%,现民族地区贫困人口的覆盖面是相当广的。

3. 非贫困县、散杂居少数民族的贫困问题日益严重

我国农村贫困状况监测目前只涵盖了 592 个国家级贫困县,各省、市、区非贫困县中零星分散的贫困乡、村、户和省、市、区级贫困县,由有关地方财政自行筹措资金进行扶持。而据各地的抽样调查显示,非贫困县、散杂居的少数民族的贫困问题也变得日益严重。

一方面,民族县中非贫困县的贫困问题日益严重。据国家民委扶贫开发办的摸底调查,四川阿坝州的若尔盖县,1999 年末,年收入 625 元以下的绝对贫困人口占农村总人口的 39%;贵州道真仡佬族自治县也是一个非贫困县,贫困发生率达 31.6%,远远高出全国 3% 的贫困发生率。据《中国西部农村统计资料》2003 年的统计,2002 年末,若尔盖县的总人口为 6.6 万人,人均粮食产量、人均地方预算内财政收入和人均财政支出分别为 82 公斤、55 元和 1264 元;道真县的总人口为 33.5 万人,这三项指标分别为 376

---

① 广西政府信息网,http://www.gx-info.gov.cn/chenguo/2003 - 09. asp。

公斤、133 元和 430 元,贫困深度高于或接近于西部的国家级贫困县的状况。① 这在民族县中绝非仅有,应该引起我们的高度重视。

另一方面,非民族县中散居杂居的少数民族的贫困状况也不容乐观。据国家民委扶贫开发办的摸底调查,四川宜宾市 13 个民族乡中有 8 个是特困乡,20% 的少数民族生活困难,民族乡与全市以及非民族乡相比,贫困度相当高,有的甚至相差近千元。

此外,民族地区因病、因灾重新出现的贫困人口以及脱贫后返贫人口没有纳入统计范围,因而西部民族地区的贫困状况可能比通常统计的还要严重。

(三)民族地区长期贫困原因

在民族地区,由于地区工业不发达,而占人口绝大多数的农民长期从事农牧业,家庭经济收入较低,生活水平不高,贫困现象多见。

民族地区贫困现状的形成原因是复杂的,受到自然地理、社会历史等因素的综合影响,这些因素之间还交错作用,直接造成了目前我国贫困人口主要集中分布在西部民族地区的状况,同时也使得这些地区脱贫解困面临着巨大的困难的艰巨性。

1. 自然条件恶劣

西部民族地区存在各种各样的自然地域,是我国自然环境最不平衡的区域。西部民族地区的自然地域类型的划分,主要是以地貌、气候因子及其时间和空间变率为主,以其他环境要素为辅进行,可分为山地型贫困区、高原型贫困区、内陆干旱型贫困区、过渡带型贫困区等四种。

西南喀斯特地区、秦巴山地、横断山峡谷等地都是山地型贫困区的代表。西部贫困区有半数以上分布在山区。山地海拔高,地形起伏剧烈,相应地水分、热量、土壤等环境要素的空间梯度大,呈现不稳定状态;山地的生态容量小,植被稀疏,土层瘠薄,抗干扰能力和调节能力弱,这些都给山地的土地利用带来困难和风险。加上山体阻碍交通和对外联络,先进的生产技术

---

① 赵显人:《中国少数民族地区经济发展报告》,民族出版社 2000 年版,第 41 页。

和生产方式不能及时为人们采用,山区的生产能力较低。

高原贫困区以青高原和黄土高原贫困区为代表。如黄土高原由于受到东南季风和西风带天气系统的共同作用,气候系统不稳定,以多风和干旱为主要特征,年降水400毫米左右,而且时空分布极不均衡。这种地貌和气候特点,使黄土高原水土流失极为严重,耕地质量差。

内陆干旱型贫困区包括内蒙古自治区的西部、甘肃的河西走廊和新疆维吾尔自治区。水分条件恶劣是此类地区经济发展的制约因素。荒漠化的发展又引起耕地资源的损失,昔日的绿洲由于沙漠扩展,正在萎缩甚至消失。

过渡带型贫困区包括北方农牧交错带贫困区和滨海平原低洼地贫困区。该贫困区生态系统及农业生产不稳定,抗干扰能力差,是过渡带型贫困区的主要自然环境问题。北方农牧交错带贫困区是指经大兴安岭西麓向西南延伸,直至内蒙古的鄂尔多斯。这里是东南季风的尾闾区,是我国北方生产方式最不稳定的地带,干旱、霜冻和风沙活动威胁该地区的农牧业,近年来,严重的土地沙漠化使农牧业收成丰歉更替更加频繁。①

这些地区旱、水、雪、风、雹、沙尘暴等自然灾害频繁,生态环境十分脆弱。加之人口增长、不合理的耕作方式、毁林毁草开荒等不合理开发,原本脆弱的生态进一步遭受破坏,水土流失日益严重,有的地方已无地可耕、无牧可放,连最基本的生存条件都难以保障,形成人口、资源、环境的尖锐矛盾,陷入资源破坏、环境退化、贫困加深的恶性循环中。这些地区同时又是地方病高发区,地方病和传染病流行,致贫因素多,贫困程度深,出现"丰年越温,灾年返贫"的普遍现象。各地常年返贫率15%以上。如四川阿坝州金川县是一个省级民族贫困县,地处高寒,自然灾害频繁,危害强度大,正常年景,返贫率高达40%。②

2. 基础教育和社会保障严重不足

少数民族人口由于长期生活在相对封闭的偏僻地方,生活方式落后,沿

---

① 厉以宁:《区域发展新思路中国发展不平衡对现代化进程的影响对策》,经济日报出版社2000年版,第179页。
② 四川省委民族工委、省民委:《阿坝州金川县贫困问题调研报告》(2003年)。

袭旧的观念和习惯,生产经营能力弱,生产力水平低下,社会发育严重滞后,直接造成贫困以及扶贫的艰难。

一方面,基础教育落后,劳动者素质低,自身综合能力差,人力资本存量不足,限制了生产效率的提高和收入的增加。尽管通过教育扶贫有所改善,但民族地区的办学条件差,师资缺乏,适龄儿童辍学、流失严重等状况短期内很难有较大的改进。据统计,少数民族地区的劳动力人口中,文盲、半文盲占30%以上,四川、西藏、甘肃甚至高达50%以上。四川凉山州的国家重点民族贫困县的学龄儿童入学率仅为60%左右,劳动力人口的文盲率高达41%左右。旧文盲和新文盲的并存,是劳动者素质低下的典型表现,也是各种扶贫措施难以发挥作用的原因。

另一方面,社会保障系统薄弱,医疗卫生条件差,地方病严重,部分民族地区人口处于贫病交加的状况,使贫困程度加深,返贫率高。据国家民委扶贫开发办的调查,四川阿坝州的大骨节病、低氟病、碘缺乏病、鼠疫等地方病多且易流行。如大骨节病分布广泛、患病人数多,一般患者部分或完全丧失劳动能力。再加上民族地区医疗卫生状况差以及社会保障的缺乏,致使民族地区人口长期处于贫病交困的境地。即使通过扶贫勉强解决温饱,一遇疾病,又迅速返回贫困状况。

3. 基础设施长期落后

尽管国家长期的扶贫投入使得民族地区的基础设施条件得到了改善,但是由于民族地区特殊的地理环境,加上长期投入有限,欠账太多,人口迅速增长的压力以及各民族县财力不足等因素,形成了水利灌溉程度低,公路覆盖面窄、路况差,电力供给不足,住房条件差等问题,部分地区群众依然是靠天吃饭、靠天养畜,生活水平难以稳定提高。据统计,四川民族贫困地区还有38.8%的村不通公路,24.9%的村不通电,44.6%的村没有广播电视覆盖,约84万人没有解决饮用水问题,19万人住房困难。① 据实地调查,拥有11个国家级民族贫困县的四川省凉山州,到2000年底,全州还有1255个

① 赵显人:《中国少数民族地区经济发展报告》,民族出版社2000年版,第41页。

村不通公路,772 个村不通电,3147 个村不通电话,1668 个村没有自来水。①

4. 以传统农牧业为主,产业结构单一

恶劣的自然条件和相对封闭的社会结构直接导致了西部民族地区农村产业结构单一。农业以单一种植业为主体,而种植业又以粮食生产为主体;牧区县以单一畜牧业生产为主体,其他农村产业形式发展相当落后。

由于历史的原因,西部民族地区多数是超越历史发展阶段进入较先进社会制度的,但是原有生产力和生产关系的落后性及其变革的相对缓慢性依然存在,从而在经济发展上表现为多层次的形态。与汉族地区接壤的回、满、壮、傣、蒙、白、羌、维吾尔等少数民族聚居区,由于与汉族长期交往密切,经济文化比较发达,社会发育程度较高。居住在地域偏远、交通比较闭塞的草原、平坝上的蒙、藏、撒拉、哈萨克、阿昌等族,基本上属于自然经济形态,商品经济形态极不发达,且受奴隶、封建社会影响较深,文化科学落后,是比较落后的地区。居住在边远山区的瑶、苗、回和土家族,经济文化更加落后,有的甚至连简单的再生产都难以维持,大部分居民长期依靠国家救济过日子,大多属于绝对贫困地区。解放前基本处于原始公社末期的傈僳、景颇、布朗、怒、基诺、独龙、拉祜、纳西、普米、德昂等族,处于奴隶制的彝族和云南、广西、贵州等高寒山区的苗、瑶族,世代居住在深山峡谷之中,与外界基本上处于隔绝状态,至今还延续着原始耕作方式和生存方式,经济文化发展处于蒙昧状态,属于最贫困地区。

受自然条件恶劣、基础教育落后以及基础设施的欠账等综合因素的影响,民族地区产业构成基本上以农牧业为支柱产业,其他产业比重极低,经济发展水平低,经济总量小,绝大多数地方财政不能自给,长期靠国家补贴,很难彻底脱困解贫。

西部地区的牧区县占全国的86%以上,而牧区是少数民族贫困人口相对集中的地区,牧民的生活来源几乎完全依靠畜牧业,其贫困状况综合了民

① 四川省委民族工委、省民委:《关于昭觉县洒拉地坡乡贫困问题调查报告》(2003年)。

族地区贫困形成的各种因素。牧区大多地处高海拔、高纬度,各种灾害频繁,加上长期粗放式的放牧方式以及人为破坏,草原退化、沙化、碱化的"三化"现象日益严重,生态环境恶化。牧区的基础设施落后,产业结构单一,牧民逐草而居的游牧和半游牧生活方式,使牧民抗灾抗病能力弱,即使脱贫后返贫率也极高。

5. 退耕还林还草等生态环境建设,造成了西部民族地区部分群众减收和返贫的新问题

我国实施天然林保护和退耕还林还草工程,本质上是解决西部乃至全国生态环境恶化的根本出路。其结果切断了保护区内部分农牧民的传统收入来源,同时这些地区短期内很难形成新的收入来源,生产生活只靠国家的补贴,直接造成群众的收入减少,出现了新的贫困人口和返贫人口。据调查,甘肃省甘南州林区实施"天保工程"以后,人均减收300元左右,占人均收入的1/3,造成新的贫困人口。甘肃迭部县由于这一工程使财政收入减少95%以上,农民人均减收311元,60%左右的农村人口返贫。四川阿坝州贫困县的农牧民人均减收150元,勉强越过温饱的农牧民又变成贫困户。[①] 由国家的生态利益和群众的经济利益之间的矛盾以及补偿办法的不合理而产生的贫困人口,单靠扶贫恐怕很难奏效,须有关各方从长计议,协调解决。

第三节　民族地区城市化特点及生活方式

(一)民族地区城市化特点

民族地区指的是少数民族聚居地区或分布较为集中地区。这些地区,按照国家政策,实行区域性的民族自治的制度。到 2007 年为止,我国政府先后建立了 5 个自治区、30 个自治州、120 个自治县(旗)。此外,还建有1700 多个自治乡。

---

① 赵显人:《中国少数民族地区经济发展报告》,民族出版社 2000 年版,第 41 页。

新中国成立以来,特别是实施西部大开发战略后,我国民族地区城市化进程得到了迅速发展,出现了一大批农垦、工矿业基地、铁路及公路交通枢纽为中心的新兴专业城市。在新兴城镇迅速形成和发展同时,一些历史悠久老城市也得到了扩建和改造;新老城市共同发展。据资料统计,西部地区地级城市已达110个,其中很多为西部大开发战略实施后新增的城市。设市最多的内蒙古自治区为20个,其中,地级市4个,县级市16个。其次为新疆、广西和云南,分别为19个、18个、17个。广西的地级市最多,有南宁、柳州、桂林、梧州、北海、防城港、钦州、贵港等8个地级市。

1. 城市发展以小城市为主

与全国城市发展的总体态势一致,小城市在民族地区的比重很大。高于全国平均水平14.85个百分点。而中等城市、大城市、特大城市的比重低于全国。在民族自治地方新增加的城市中,90%以上为中小城市。

2. 城市化水平很低,且发展不平衡

实施西部大开发战略后,我国民族自治地区的城市化水平有了很大提高,但整体水平仍低于全国平均水平,且有很大差距,其市镇人口比重比全国平均水平低2.2个百分点。另据统计,西部地区城市每平方公里人口数仅为东部沿海地区的8.7%。民族地区城市分布主要集中在内蒙古、新疆、广西和云南四省(区)。1996年四省(区)共有城市74个,占民族地区总数57.36%。宁夏、青海、西藏等省区城市较少。

3. 城市综合经济实力较弱

我国大多数经济实力强的城市分布在东南沿海地区,并且主要集中于环渤海湾、长江三角洲和珠江三角洲三大城市带,民族地区经济实力较强的城市很少。据统计,1993年全国全部城市GDP超过28647亿元其中单个城市GDP超过200亿元的有40个,均分布在中、东部地区,占全国地级市总数的20%。而民族地区仅有7个城市人均值过万元。但也不排除个别城市的特殊情况,如克拉玛依、昆明、北海等。另外,民族地区的许多城市,尤其中小城市,基础设施薄弱,企业效益差,亏损面大,失业、下岗人员很多,第三产业也欠发达,实力较弱。

（二）生活方式的变迁

马克思和恩格斯在《德意志意识形态》一书中指出，观察人们生产生活资料的方式，不仅要从人类自身的生产来观察，还要从他们的生活方式去观察。按照马克思主义的观点，生活方式是生产方式的表现，生产方式决定生活方式。

中国的改革开放和城市化进程的发展，使处在不断变化中的各民族生活方式发生了空前的变化，而这种社会生活方式变迁主要来自城市。城市既是人口、活动、物资、设施高度集中的中心，又是政治、经济、文化的中心，因此，必然也是各民族、各种文化接触、交融和变迁的中心，它在民族交往、融合民族文化形成发展过程中起着十分重要的作用。城市不仅输出政治和经济资本，还输出思想和观念资本。其结果是克服民族偏见和民族界限，克服旧生活方式，发展生产力，使生产多样化，培养和造就具有尽可能广泛需要的、社会的人。

随着社会分工的扩大和多样化，家庭劳动的比重不断下降，工资收入成为人们生活的基础。从我国现实社会结构看，20世纪50年代以来，我国社会一直处于城乡二元结构之下，政府对拥有城市户口的常住居民所实行的供粮制度、住房分配制度以及在就业、医疗、养老金等方面的政策，均不对过往差旅的暂住人口实行，城市居民形成了以工资劳动为基础的生活方式。而广大的农村居民不享受公费医疗、失业保险，田地和居住房产无疑是他们重要的生活、生产和经济资源，形成了依附于可耕土地、缺乏流动的农耕经济和"生于斯，长于斯，死于斯"的生活模式，这样，"户籍身份制度"成为城乡隔离的"闸门"，人口流动一直处于严格的管控之下，客观上导致了我国城乡居民之间的等级化特征和城乡对立。

这种二元经济结构的禁锢和城乡对立，被20世纪90年代的民工潮所冲破，随着我国农村剩余劳动力的增多，农村经济体制的改革，乡镇企业的发展和我国东部沿海地区经济的快速发展，大量的农民工涌向城市。据2000年第五次全国人口普查统计：全国流动人口有12107万，其中，从乡村流出 8840 万,占流动人口总数的 73%,从城镇流出 3267 万,占流动人口的 27%;流入城镇的是 9012 万,占流动人口总数的 74.4%,流入乡村的是 3095 万人,占流动人口总数的 25.6%。受其影响,东南沿海城市的流动人口逐步增多。

以青海省为例,据 2000 年第五次人口普查数据显示,青海省流动人口规模为 57.33 万人,除去省内人户分离者 11.08 万人,实际流动人口数为 46.25 万人,占总人口的 8.9%。其中省外流入 13.75 万人,占总流动人口 29.7%,省内流动的 32.5 万人,占 70.35%。从流动的范围看主要以跨县、市区流动为主,占全部省内流动人口的 67%,从省外流动到青海的以西北地区为主。2004 年底西宁市总人口为 206.97 万人(包括市辖湟中、湟源、大通三县),1986 年至 2006 年,西宁市少数民族总人口始终保持占总人口数的 25% 左右,少数民族种类增加了 8 个,为青海省少数民族成分最多和最为集中的地区。其中城镇人口仅有 118.38 万人,占总人口的 57.2%,可见其城市化程度不高。流动人口数在 50 万人左右,占全部实有人口的 24.16%。

伴随着我国的城市化进程,我国的部分少数民族人口逐渐从村寨向城镇集中,使我国的一些城市特别是大中型城市拥有了少数民族流动人口。进入 21 世纪后,我国加大少数民族分布的西部高原、山地、沙化和干旱地区退耕还林还草工程的力度,从而使少数民族地区的生态移民进一步增多。国家和当地政府除了对这些贫困地区采取一般的扶贫措施外,把劳务输出作为了一个重要的扶贫开发途径。

(三)城市的特殊群体

少数民族流动人口作为城市中的一个特殊群体,其居住方式或其占有城市空间的方式,不仅涉及城市房屋租赁和买卖市场房源的分布格局和少数民族流动人口在城市的就业方向等外在条件,而且还涉及这一群体的社会归属等内在机制。

法国社会学家保尔—亨利·雄巴尔德洛韦(Paul-henry Chombart de

Lauwe)的研究表明:"所有的社会团体都有占有居住地和城市的独特的方式。"①我国的城市少数民族人口,由于历史的原因和经济、生活、文化、心理等方面的需要,在城市形成自己相对集中的聚居区和聚居点,因而少数民族在城市的分布特征也是"大分散,小聚居"。

以青海省西宁市为例,2006年西宁市流动人口达30.4万人,占总人口的14.3%(西宁市2006年常住人口212.7万人)。流动人口大多从事建筑装修、餐饮、服务、洗车、送货等行业。来自本省的流动人口为23.4万人,比重达76.87%;来自外省的流动人口为7.02万人,比重为23.13%。在流动人口中,主要是以高中及以下文化程度为主(见表1.15、1.16)。

表 1.15　2006 年西宁市流动人口职业构成

职　　业	人数(万人)	构成比(%)
建筑业	5.2	21.4
批发零售业	9.3	38.3
服务业	4.6	18.9
工　业	3.9	16.0
其　他	1.3	5.4
合计	24.3	100.0

表 1.16　2006 年西宁市流动文化程度构成

文化程度	人数(万人)	构成比(%)
未上学	1.41	5.84
小　学	5.40	22.23
初　中	8.49	34.92
高　中	5.00	20.57
大　专	2.66	10.93
大　学	1.28	5.27
研究生	0.06	0.24
合　计	24.30	100.00

---

①　伊夫·格拉夫梅耶尔著、徐伟民译:《城市社会学》,天津人民出版社 2005 年版,第36 页。

在城乡二元结构的背景下,少数民族流动人口与城市居民不仅在文化背景、身份等级、观念意识等方面有很大差别,而且在就业、医疗、养老等社会保障方面存在差异。这些因素使得他们在城市中的生存和发展一直存在多重的障碍,加上部分少数民族风俗习惯、民族心理的特殊性以及城市居民对外来少数民族中产生的一些社会问题缺乏了解和正确的认识,使他们在社会生活中经常受到防范和疏离。另外,他们大多数是"离土又离乡"举家进城,已很难再回到原居地,而目前城市中对流动人口保障问题的解决还很遥远。因此,应高度重视少数民族流动人口问题,将其作为民族地区城市化进程中的一项重要课题予以研究、解决。

(四)民族融合与交往

随着人口向城市的集中,城市人口中少数民族人口数量迅速增加。根据 2000 年我国第五次人口普查资料,城镇少数民族人口达 2458 万人,占全国少数民族总人口的 23.09%。与此同时,城市居民的多民族化现象日渐突出。2000 年第五次全国人口普查时,北京、上海、深圳、成都、西安、南京、青岛的少数民族成分均在 50 个以上,武汉、杭州、济南、广州等城市少数民族成分也在 40 个以上。而民族人口增长、民族成分复杂的一个直接后果就是城市空间内文化的多元。复杂而多元的城市生活使得各民族在文化传统和生产生活模式上都遭受到前所未有的冲击与碰撞,各民族的民族意识也在此过程中不断得到调整。语言、宗教、饮食、习俗、观念、节日等方面的差异,使得族群分界和认同意识更加明显。

城市化使得各民族的生产生活产生了前所未有的一致性与关联性,族际交流与合作的深度与广度得到迅速提升。城市化的生产生活方式让不同民族成员得以相互了解、彼此合作,个体感情和民族情谊随着交往深化不断加深,在共同生产生活的过程中建构起各种不同的社会关系和社会联系。随着民族交往的深入,民族融合也得到进一步深化。不同民族成员杂居于同一社区之中、对其他民族宗教活动与传统习俗的尊重、参与庆祝其他民族传统节日、民族语言之间的借用现象以及民族通婚的日益增多都是城市民族融合进一步深化的表现。

人类社会的发展与进步不仅表现为物质财富的增加和文明程度的提高及与此相伴随的不同社会形态的更替，还表现为人类各个地区和各个民族之间由相互封闭到开放、由彼此分隔到密切联系的发展过程。在经济全球化的今天，各民族人口已冲破原有的地区和民族界限，已经形成了"你中有我，我中有你"和相互"杂居"的格局，我国的城市大都是多民族共居的城市，这是历史发展的必然结果，也是历史进步的重要标志。

在我国城市化和现代化过程中，我国部分少数民族人口从少数民族聚居区进入城市谋生和发展，体现了民族进程的历史规律，就各民族本身发展而言是一种进步。另外，目前我国仍处于社会主义初级阶段，各民族经济社会发展水平不平衡，因而，进入城市的各个民族和同一民族中的不同阶层在城市的生存能力和需求是有差异的，这对于那些具有共同风俗习惯和共同民族心理的族缘性较强的民族来说，出于相互关照的需要容易自发形成城市少数民族流动人口的集中聚居，体现了少数民族人口跨越城乡和地区谋求自我生存发展的需要。

第二章
城市化进程中我国民族地区医疗保障现状

MINZUDIQU

第一节　我国医疗保障制度概况

医疗保障制度是社会保障制度的重要组成部分,它的建立与发展不仅与社会经济环境有直接关系,也与政治密不可分。

一、医疗保障概念

医疗保障就是当人们生病或受到伤害后,由国家或社会给予的一种物质帮助,即提供医疗服务或经济补偿的一种社会保障制度。医疗保障制度一般包括免费医疗服务、医疗保险、医疗救助等内容,在世界许多国家已成为一项基本的社会经济制度。

在构成医疗保障制度的诸要素中,医疗保险居于主体地位,尤其是社会医疗保险的发展状况直接体现了一个国家或地区整体的医疗保障水平。社会医疗保险是指由国家出面以社会保险的形式组织的、向居民提供因生病、受伤或生育所必需的医疗服务及经济补偿的制度,它具有社会保险的强制性、互济性、福利性和社会性等特征。社会医疗保险的基金来源于国家、集体与个人3方面,通常个人只需要承担小部分的费用。

目前,我国社会医疗保障体系建设正在不断推进,逐步完善,其基本架构见图2.1。

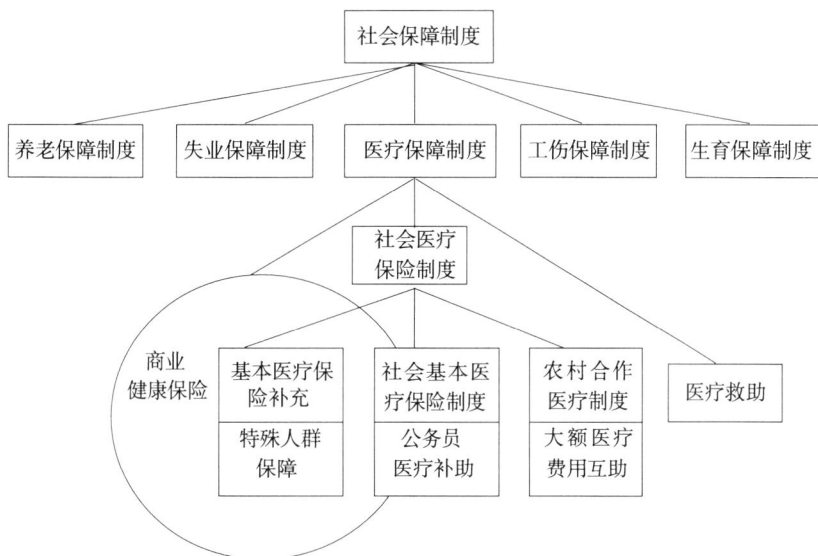

图2.1　我国社会医疗保障体系构成示意图

二、我国现行的社会医疗保险制度概况

(一)主要特点

"低水平、广覆盖、双方负担、统账结合"是我国现行社会基本医疗保险制度的主要特点。

"低水平"是指基本医疗保险的水平只能保障职工的基本医疗需求,保证职工在患病时能得到目前所能提供给他的、能支付得起的、适宜的治疗技术,它包括基本药物、基本服务、基本技术和基本费用等内容。

"广覆盖"是指基本医疗保险要覆盖城镇所有用人单位和职工,不管是国有单位还是非国有单位,不管是效益好的还是效益不好的企业,都要参加基本医疗保险。但所谓"广覆盖"只是相对旧的基本医疗制度而言,就目前来看,其覆盖面还是极其有限的。据统计,2003 年底全国城镇从业人员数量约 24000 万人左右,参加医疗保险的总人数约 10895 万人,其中还有 2918 万企业和机关事业单位离、退休人员,参加基本医疗保险的从业人员人数只占全国总从业人员的 33%,比例还是相当地低。

"双方负担"是指改变过去职工医疗费用由国家和企业包揽,个人不承担医疗保险责任,实行基本医疗保险费由单位和个人共同合理负担。

"统账结合"是指基本医疗保险实行社会统筹和个人账户相结合,建立医疗保险统筹基金和个人账户,并明确各自的支付范围,一般规定:个人账户主要支付门诊医疗费用、定点零售药店购药的费用及职工住院个人负担的部分。个人账户没有共济责任,自储自用,实际上是一种医疗储备;统筹基金主要支付大额及住院医疗费用。

(二)保费缴纳

目前,社会基本医疗保险费由用人单位和职工个人共同缴纳。用人单位缴费率控制在职工工资总额的 6% 左右,职工缴费率为本人工资收入的 2% 左右。用人单位缴纳的保费分为两部分:一部分进入社会统筹基金,另一部分进入个人账户(一般为单位缴纳保费的 30% 左右)。职工个人缴纳的保费全部进入个人账户,个人账户的本金和利息归本人所有,可以结转使用和继承,见图 2.2 所示。

(三)医疗保险的给付

对医疗费用支付范围,社会基本医疗保险规定:统筹基金和个人账户的支付范围要分别核算,不得互相挤占。另外,统筹基金需设立起付标准和最高支付限额。起付标准控制在当地职工年平均工资的 10% 左右,最高支付限额控制在当地职工年平均工资的 4 倍左右。起付标准以下的部分由个人账户支付或自付;起付标准以上、最高支付额以下部分由统筹基金和个人共

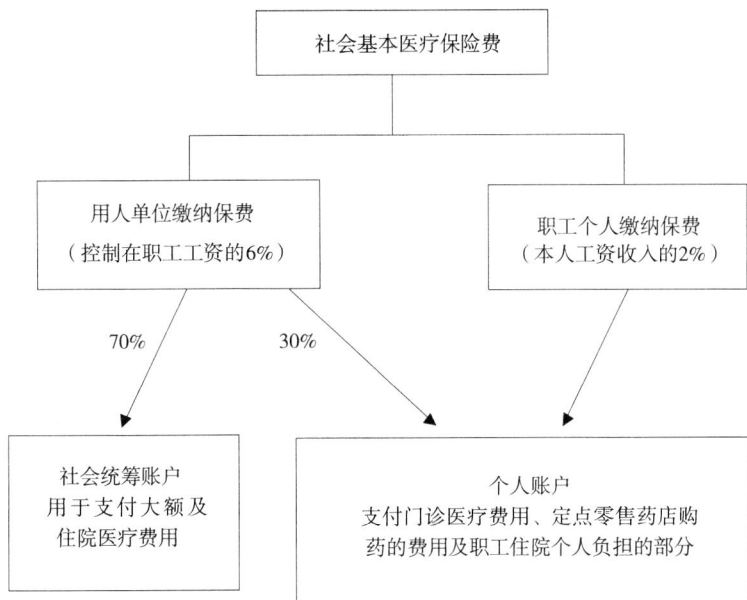

图 2.2　社会基本医疗保险费缴纳示意图

同支付。

1. 对于起付标准,各地区略有差异,常见的有以下几种:

(1)以明确的金额确定统筹基金的起付标准,同一年度内多次住院的,起付标准依次降低。

如河南:职工住院所发生的医疗费,个人首先负担统筹基金起付标准以下的费用,起付标准为本市上年度职工平均工资的10%。一个参保年度内第二次及其以后住院的,起付标准降为本市上年度职工平均工资的5%。

(2)以明确的金额并结合医疗机构的不同等级来确定统筹基金的起付标准,同一年度内多次住院的,起付标准依次降低。

如南京:起付标准根据医疗机构等级分档确定,暂定为:三级医疗机构为1200元,二级医疗机构为800元,一级医疗机构(含一级以下)为500元。职工在一个自然年度内多次住院的,起付标准逐次降低30%,但最低不得低于300元。

（3）根据参加工作的时间及退休时间来确定统筹基金的起付标准。

如上海：对退休人员的起付标准分为三类：A. 2000 年 12 月 31 日前退休的，为上一年度本市职工年平均工资的 5%；B. 2000 年 12 月 31 日前参加工作、2001 年 1 月 1 日后退休的，为上一年度本市职工年平均工资的 8%；C. 2001 年 1 月 1 日后参加工作并在之后退休的，为上一年度本市职工年平均工资的 10%。

2. 对起付标准以上，最高支付限额以下的医疗费用，统筹基金和个人具体的支付方式及支付比例各地区也略有差异，常见的有以下几种：

（1）根据医疗费用的不同，按"分段计算，累加支付"的原则，由统筹基金和个人按不同比例共同分担。

如杭州（见表 2.1）：

表 2.1　统筹基金与个人分担比例（杭州）

住院医疗费用段	统筹基金与个人分担比例	
	统筹基金	个　人
起付标准至 20000 元	80%	20%
20001 元至 35000 元	80%	20%
35000 元以上	90%	10%

（2）根据医疗机构等级的不同，由统筹基金和职工个人按不同比例共同分担。

如武汉（见表 2.2）：

表 2.2　统筹基金与个人分担比例（武汉）

医疗机构等级	统筹基金与个人分担比例	
	统筹基金	个　人
一级医疗机构	88%	12%
二级医疗机构	85%	15%
三级医疗机构	82%	18%

（3）按医疗机构等级和医疗费用的不同，依"分段计算、累加支付"的原则，由统筹基金和个人按不同比例共同分担。

如北京(见表 2.3):

表 2.3　统筹基金与个人分担比例(北京)

住院医疗费用段	统筹基金与个人分担比例					
	一级医疗机构		二级医疗机构		三级医疗机构	
	统筹	个人	统筹	个人	统筹	个人
起付标准至 10000 元	85%	15%	82%	18%	85%	15%
10001 元至 30000 元	90%	10%	87%	13%	90%	10%
30001 元至 40000 元	95%	5%	92%	8%	95%	5%
40000 元以上部分	97%	3%	97%	3%	97%	3%

以上所举的实例,都是针对在职职工的。对退休人员而言,个人所承担的比例要比在职职工个人所承担的比例要低,统筹基金承担的比例要更高。

3. 统筹基金最高支付额一般规定为当地职工年平均工资的 4 倍左右,但具体各地区对统筹基金最高支付额的规定还是有所差异的,常见的有以下几种(假设当地职工年平均工资的 4 倍为 5 万元):

(1)剔除个人完全自费、个人比例自费及个人比例自负部分,在起付线以上部分,社会统筹基金最高支付额为一个设定的金额(即社会统筹基金最高赔付金额 =5 万元)。

(2)剔除个人完全自费及个人比例自费部分,在起付线以上部分,社会统筹基金在设定的医疗费用最高支付额内按比例支付[即社会统筹基金最高支付金额 =(5 万元 – 起付线)×赔付比例]。

(3)剔除个人完全自费部分,个人比例自费、个人比例自负及社会统筹基金三者共同构成设定的医疗费用最高支付额,在起付线以上部分,社会统筹基金扣除个人比例自费后在支付限额内按比例赔付[即社会统筹基金最高支付金额 =(5 万元 – 起付线 – 个人比例自费)×赔付比例]。

改革后的社会基本医疗保障制度对广大职工及退休人员的医疗起到了一定的保障作用,但其保障水平及覆盖面还是非常有限的,如对重症患者的高额医疗费用、儿童及个体经营者的医疗费用,社会基本医疗保险无法给予保障。而对于社会基本医疗保险所规定的个人自负部分,对于经济收入不宽裕的家庭来说,恐怕也是一笔不小的开支,这就需要企业和个人另外寻求途径,如通过企业补充医疗保险、商业医疗保险来解决了。

(四)城市和农村的制度差异

1998 年 12 月 14 日,国务院颁布了关于建立城镇职工基本医疗保险制度的决定,明确指出劳动保障部要加强对建立城镇职工基本医疗保险制度工作的指导和检查,及时研究解决工作中出现的问题;财政、卫生、药品监督管理等有关部门要积极参与,密切配合,共同努力,确保城镇职工基本医疗保险制度改革工作的顺利进行。2003 年 1 月 16 日,国务院办公厅转发卫生部等部门关于建立新型农村合作医疗制度意见的通知,作出在全国建立新型农村合作医疗制度的决定。两项制度的主要区别如下:

1. 概念和基本原则不同

城镇职工基本医疗保险是党中央国务院为适应社会主义市场经济体制,根据财政,企业和个人的承受能力,建立保障职工基本医疗需求的社会医疗保险制度。基本原则强调:基本医疗保险的水平要与社会主义初级阶段生产力发展水平相适应;城镇所有用人单位及其职工都要参加基本医疗保险,具有强制性;实行属地管理;基本医疗保险费由用人单位和职工双方共同负担;基本医疗保险基金实行社会统筹和个人账户相结合。

新型农村合作医疗制度是由政府组织、引导、支持,农民自愿参加,个人、集体和政府多方筹资,以大病统筹为主的农民医疗互助共济制度。其基本原则一是强调自愿参加,多方筹资。农民以家庭为单位自愿参加新型农村合作医疗,遵守有关规章制度,按时足额缴纳合作医疗经费;乡(镇)、村集体要给予资金扶持;中央和地方各级财政每年要安排一定专项资金予以支持。二是强调以收定支,保障适度。新型农村合作医疗制度要坚持以收定支、收支平衡的原则,既保证这项制度持续有效运行,又使农民能够享有最基本的医疗服务。三是强调先行试点,逐步推广。建立新型农村合作医疗制度必须从实际出发,通过试点总结经验,不断完善,稳步发展。要随着农村社会经济的发展和农民收入的增加,逐步提高新型农村合作医疗制度的社会化程度和抗风险能力。

2. 覆盖范围不同

城镇职工基本医疗保险的覆盖范围为城镇所有用人单位,包括企业(国有企业、集体企业、外商投资企业、私营企业等)、机关、事业单位、社会团体、民办非企业单位及其职工,都要参加基本医疗保险。

新型农村合作医疗制度的覆盖范围只有农民。

3. 缴费办法不同

城镇职工基本医疗保险的缴费办法规定由用人单位和职工共同缴纳。用人单位以上年度本单位职工工资总额的6%缴费,低于地区上年度职工年平均工资的按地区上年度职工年平均工资为基数缴费;职工个人缴费则按本人上年度工资收入的2%缴纳,由用人单位在职工工资中代扣代缴。法定退休人员个人不缴纳医疗保险费。

新型农村合作医疗制度严格实行农民个人交费、集体扶持和政府资助相结合的筹资机制。交费主体是自愿参加合作医疗的农民,农民以家庭为单位按每人每年10元(部分东、中部地区稍高)缴纳合作医疗资金,省市县三级政府财政每年每人补助20元,中央财政通过专项转移中西部除市区外每人10元一起形成合作医疗基金,储存在县(市)国有商业银行或信用社的财政基金专户内。

4. 待遇不同

城镇职工基本医疗保险实行统账结合方式,参保人员在享受个人账户门诊包干费的同时均可享受住院医疗统筹、大病互助、特殊病种包干待遇。其中:

(1)个人账户资金由两部分组成。一是职工个人缴费全部计入个人账户;二是用人单位缴纳并划入个人账户的基本医疗保险费,具体划入比例45岁以下的按本人上年度工资总额的0.5%划入,46岁以上到退休前的按本人上年度工资总额的1%划入,退休人员按缴费单位上年度职工年平均工资的3.2%划入。

（2）住院医疗统筹由统筹基金支付，与个人账户分别核算，不互相挤占，当年统筹基金的起付标准为上年度城镇职工年平均工资的10%，最高支付限额规定为上年度城镇职工年平均工资的3.6倍。

（3）封顶线以下费用的报销办法为：起付标准以下的医疗费用，由个人自付。起付标准以上、最高支付限额以下的医疗费用，剔除药品目录自负费用后，3000元以下一级医院在职自负14%、退休自负10.5%，二级医院在职自负16%、退休自负12%，三级医院在职自负18%、退休自负13.5%；3001—10000元部分一级医院在职自负10%、退休自负7.5%，二级医院在职自负12%、退休自负9%，三级医院在职自负14%、退休自负10.5%；10001元至封顶线部分一级医院在职自负6%、退休自负4.5%，二级医院在职自负8%、退休自负6%，三级医院在职自负10%、退休自负7.5%。

（4）大病互助指封顶线至8万元部分，其自负比例为8%；对于部分特殊病种参保人员还可享受特殊病种包干待遇。

新型农村合作医疗制度待遇要求参合农民每次到县（市）内定点医疗机构就诊时，凭合作医疗证可直接按比例报销部分医药费用；定点医疗机构将为农民报销所支付的资金数额以及相关凭据，定期报到县合作医疗办，经县合作医疗办审核并开具申请支付凭证，由代理银行或信用社直接将资金转入有关医疗机构的银行账户，做到新型农村合作医疗基金收支分离，管用分开，封闭运行。

城镇职工基本医疗保险与新型农村合作医疗的主要区别还可见表2.4。

综上所述，城镇职工基本医疗保险与新型农村合作医疗制度的共同之处都在于有效保障了广大人民群众的医疗待遇，主要区别突出反映了城镇职工基本医疗保险制度在于防止参保人员因病返贫，影响社会稳定现象的发生，新型农村合作医疗制度则在于缓解广大农民看不起病的燃眉之急。

表 2.4　新型农村合作医疗与城镇职工基本医疗保险比较

比较项目	新型农村合作医疗	城镇职工基本医疗保险比较
法规依据	《中共中央、国务院关于建立新型农村合作医疗制度的意见》(2002 年)	《国务院关于建立城镇职工基本医疗保险制度的决定》(1998 年)
筹资来源	各级政府承担 2/3(20 元)农民一般承担 1/3(10 元)	国家财政或企业承担 3/4(工资的 6%)职工个人承担 1/4(工资的 2%)
统筹范围	以县为单位(平均在 20 万人)	属地化
管理与经办机构	卫生行政部门负责,省、市(地)有管理机构,县有专门经办机构	劳动和社会保障部负责,各级有管理和经办机构
补偿范围	以补"大病"为主	补住院(门诊建立个人账户)
是否强制	否,由政府引导	是

第二节　民族地区医疗保障现状:以浙江、青海为例

(一)浙江地区民族农村医疗现状①

浙江省属少数民族散杂居省份,少数民族人口总量不多,但民族成分较多。据 2000 年第五次全国人口普查,浙江省少数民族达 54 个,少数民族人口总数达 39.53 万人。浙江省少数民族以畲族人口为多数,农村人口为主体,具有大分散和小聚居结合的特点,少数民族大多分布在偏远的山区、半山区。

1. 民族地区乡镇卫生院因地处偏僻的经济欠发达地区,医疗业务量有限,业务收入少,缺乏自我发展的能力。如泰顺县司前畲族镇卫生院是相对其他少数民族乡镇来说各项工作开展比较出色的卫生院,每年能够得到政府 12 万—15 万元的补助,但仍难以维持足够的财政支持和社区卫生服务的投入,医疗设备购置更新的资金难以安排。平阳县青街畲族乡卫生院在岗人员 5 人,2003 年业务收入仅为 4 万元左右,难以维持收支平衡,更谈不

①　谢红莉:《浙江省少数民族农村贫困地区基本医疗现状及对策研究》,《温州医学院学报》2006 年第 6 期。

上发展,而少数民族村卫生室的状况更是令人担忧,某县畲族乡开设5个村卫生院,而真正能正常运作的仅1个。

2. 民族地区的卫生设施较差,技术力量薄弱,卫生专业技术人才严重匮乏。由于工作条件艰苦,生活待遇低,泰顺县司前畲族镇、竹里畲族乡,苍南县凤阳畲族乡、岱岭畲族乡,平阳县青街畲族乡,文成县周山畲族乡、西坑畲族镇7个少数民族乡卫生技术人员仅56人,具有中级以上职称的仅4人,而在民族地区基层一线的更少。泰顺县司前镇卫生院辐射管辖范围一镇三乡,共有人口2.1万人,仅配备主治医师2人,执业医师5人。苍南县凤阳畲族乡卫生院,卫技人员6人,具有执业执照的仅1人。人才流失严重,泰顺县竹里畲族乡卫生院因缺执业医师而未获卫生院执业许可证。原省市卫校培养的少数民族班的毕业生,许多流到乡镇政府、执法、卫生行政部门。

3. 设施简陋,设备陈旧。民族地区卫生院的医疗用房紧缺,泰顺县司前卫生院现有1000多平方米,平阳县青街卫生院连同防保站总面积仅有300平方米,苍南县凤阳乡卫生院医疗用房面积不足200平方米,文成县西坑镇卫生院迁扩工作尚未上马,目前面积仅有350平方米。虽然7个民族乡镇卫生院都已建立,但医疗用房都不同程度存在不适应现在医疗发展需要的情况。医疗设备更是缺乏且陈旧,部分卫生院仍靠“老三件”(听诊器、体温计、血压计)诊治疾病。有的卫生院在上级医疗单位扶贫时受赠B超、放射仪等设备,但由于缺乏专业人员操作而被搁置,无法正常开展检测业务。

4. 卫生经费严重不足,在职在岗人员难以得到应有的培训与学习。随着社会转轨,原有鼓励到民族地区工作的优惠政策难以发挥作用。过去一些行之有效的照顾民族地区发展卫生事业的政策和措施没有坚持下来,对前往支援少数民族地区建设的卫生技术干部,过去没有采取优待的政策,加上其他一些原因,造成人员大量外流;对民族传统医学,没有很好去继承、发掘、整理和提高。因而,目前民族地区的卫生事业状况与社会主义现代化建设和各族人民健康的实际需要仍有不相适应之处。

5. 景宁畲族自治县除县人民医院外,有5所中心卫生院外,18所乡卫生院和2所分院,52个村卫生室,它们保障了全县基本的医疗卫生服务。

畲族居民大多依山而居,现有的医疗机构布局还不能够覆盖到各个区域。5 个中心卫生院和 6 个乡卫生院拥有黑白(彩)B 超、心电图、半自动生化仪、尿液分析仪、血球计数仪等常用医疗器械,具备一般的农民健康体检能力,其他乡卫生院仪器缺乏,设备落后。

2006 年 25 所乡镇卫生院收入主要靠药品,占业务收入的 73.72%(见表 2.5)。

表 2.5　2006 年景宁县 25 所乡镇卫生院医疗业务收入与全省比较情况

单位:万元

项　目	全省医疗机构	全省卫生院	景宁县 25 所卫生院
业务收入	3893877	441711	582.66
医疗收入	1727761	140167	153.11
药品收入	2166116	301554	429.55
占业务收入比例(%)	55.62	68.26	73.72

县卫生技术人员偏少,低于浙江省和丽水市平均水平(见表 2.6)。

表 2.6　2006 年景宁县每千人卫技人员、医生、护士数

地　区	千人卫技人员数	千人医生数	千人护士数
浙江省	4.64	2.04	1.44
丽水市	3.80	1.79	1.10
景宁县	3.36	1.01	0.44

医疗机构卫生服务人员年龄偏老化,学历普遍偏低,并且有一部分非专业人员参与卫生服务工作。高、中级职称卫生人员职称结构不合理(见表2.7)。

表 2.7　2006 年景宁畲族自治县在岗卫生技术人员构成分析

总　数	项　目	项目构成部分名称及比例(%)		
533 人	学　历	本科 3.94	专科 18.39	中专及以下 77.67
	职　称	高级 1.31	中级 15.57	初级 83.12
	执业资格	执业医师 67.78	助理医师 32.22	

在以上民族县、乡中,普遍存在着偏远地区少数民族群众看病困难问题。一方面少数民族群众大多居住在偏远山区,要就近看病,特别是急诊、疑难病症,通常要到几十公里甚至几百公里外的医院或医疗机构就诊,经常发生贻误病情,造成死亡的现象;另一方面,到大医院就诊看病,需要支付较昂贵的医药费和医疗费,偏远山区的少数民族群众经济条件较差,实际又无法支付这些看病费用。因此,少数民族群众的身体健康和卫生保健等事关生命的重大问题和实际困难目前还难以得到彻底解决。

(二)青海民族地区农村医疗现状

青海省总面积为 72.23 万平方千米,约占全国总面积的十三分之一。2006 年末全省总人口 547.7 万人。青海是一个多民族聚居的省份。全省共有 43 个民族,少数民族人口占全省总人口的 42.8%,世居青海的少数民族主要有藏、回、土、撒拉、蒙古等民族。

2006 年全省拥有各类卫生机构 5793 个,床位数 1.6 万张。其中,医院 136 个,床位数 1.3 万张;乡镇卫生院 399 个,全部卫生技术人员 24942 人,其中,执业医师和执业助理医师 8869 人,注册护士 6737 人。

2002 年青海省农牧民家庭人均纯收入仅为 1710 元,相当于全国平均水平(2476 元)的 69%,同年全省还有 11% 的农村住户人均纯收入低于 600 元。然而一些被视为"富裕病"的心脑血管疾病发病率近年来在农牧区也呈上升趋势。共和县设有 4 个慢性病监测点,专门收集高血压、心血管疾病、糖尿病、脑血管疾病和恶性肿瘤的发病信息。根据监测点收报的病例统计,2002 年,这 5 种慢性非传染性疾病的报告发病率为 59/10 万;2003 年1—5 月,报告发病率为 78/10 万。[1] 有鉴于监测点覆盖面有限,实际发病率还要高一些。

---

① 共和县疾病预防控制中心:《2002 年共和县慢性病监测点报病疫情分析》,《2003 年简报》第 1 期。共和县疾病预防控制中心:《2003 年 1—5 月份共和县慢性病监测点报病疫情分析》,《2003 年简报》第 9 期。

海北藏族自治州海晏县和海南藏族自治州共和县都是青海湖边的农牧区,县里90%以上的人口都居住在村落。对当地居民危害最大的传染病是肝炎、肺结核和性病,最常见的慢性病是高血压、心脏病、关节炎和胆囊炎。现有的疾病监测统计表明,这些疾病的发病率几乎都高于全国平均水平。海晏县总人口仅24800人,2002年法定传染病报告病例503例,其中肝炎130例,肺结核23例;性病数据为体检所得,报告淋病病例157例和梅毒病例114例。与此相对照,当年的全国法定报告传染病发病率为每10万人180例,其中肝炎、肺结核、淋病和梅毒病例分别为67、44、12和4例。① 共和县总人口达13万,虽然肝炎发病率略低于全国平均指标,但是肺结核发病率却高于全国平均水平130%之多(见表2.8)。②

表2.8　2002年青海省共和县新增传染病

	甲、乙类传染病	其中:肺结核	病毒性肝炎
新增患者总数	284人=100.0%	132(46.5%)	65(22.9%)
新增患者特征:(%)			
性别:男性	84.0	70.5	66.2
女性	16.0	29.5	33.8
合　计	100.0	100.0	100.0
年龄:1—19岁	32.7	10.6	18.5
20—44岁	56.3	75.0	73.8
45岁及以上	11.0	14.4	7.7
合　计	100.0	100.0	100.0
农牧民/患者总数(%)	34.5	53.8	26.2

从表2.8数据来看,80%以上的传染病患者为男性,75%左右的肺结核和肝炎患者为青壮劳力,正值20—44岁之间。这说明男性青壮劳动力属于肝炎和肺结核高危群体,其直接原因也许在于他们是农村人口中流动性

① 卫生部:《2003年中国卫生统计提要表》,第71、72页,2003年6月23日发布,www.moh.gov.cn/statistics/digest03/t72.htm。

② 朱玲:《青海农牧民健康风险与基层疾病预防》,http://ie.cass.cn/window/xslw/qh-nmm.htm。

最强的群体。

下面具体列出三个县里的代表性的乡镇相关数据,民族地区医疗保障的缺失情况由此可见一斑。

平安县巴藏沟乡有 13 个村,960 户,其中汉族占 50%,回族占 50%,人口总数为 4382 人。有五保户 15 户,税费改革财政转移支付每人每年 980 元现金;贫困户 670 户,每户每年发放粮食 100 斤,60 岁以上人口每年补助 900 元。除五保户外,均由子女供养,大病无保障措施。

大通县东峡镇有 13 个村,3383 户,该乡为回族乡,人口总数为 14818 人。无集体经济,有五保户 20 户,税费改革财政转移支付每人每年 983 元现金;贫困户 466 户,特困户县财政每人每年补助 201 元,贫困户没保障,60 岁以上老人有 3000 人。除五保户外,均由子女供养,大病保障已按人均两元建立农村合作医疗基金。

海晏县三角城镇有 5 个村,915 户,其中汉族占 80%,人口总数为 3755 人。2 个镇办企业,五保户 2 户,税费改革财政转移支付每人每年 984 元现金;贫困户 318 户,特困户县财政每人每年补助 302 元,贫困户没保障,60 岁以上人口有 900 人,除五保户外,均由子女供养,大病无保障措施。

第三节 当前民族地区医疗保障制度存在的问题

一、民族地区医疗保障现状

进入新世纪以来,特别是党的十七大以来,我国的医药卫生体制改革确立了公益性方向,正在不断推进,各项医疗保障制度逐步完善,城镇和农村广大群众的求医看病问题初步得到了缓解,当然目前取得的成绩与人民群众日益增长的需求来说,还有不相适应的地方,民族地区作为经济社会发展相对落后地区,其遇到的医疗保障问题在很多方面仍然比较突出。

(一)东部与中、西部以及城乡之间卫生资源差距较大

目前,占全国人口15%的城市居民享受着三分之二的医疗卫生资源,而占全国人口85%的农村居民却仅获得不足三分之一的医疗卫生保障服务。2000年全国没有设置医疗点的行政村有73600个,占行政村总数的10%,仅有乡村医生和卫生员129万人,而在我国西部农村乡镇卫生院现状更是不容乐观。2002年底,全国农村每15个村才有一个乡镇卫生院,每千名农民拥有病床0.79张,不及全国水平的1/3,调查显示80%乡镇卫生院的设备都是20世纪七八十年代淘汰的产品,基本上都到了报废的年限,根本无法满足临床需要。乡镇卫生院由于其硬件、软件均无法与城市综合医院抗衡,经济基础薄弱,对常见病、多发病的诊疗水平不高,对高新医疗技术更是无从谈起。

卫生部2007年全国医学教育工作会议的报告《深入贯彻落实党的十七大精神,为人民健康培养更多更好的卫生人才》表明,中国卫生人力资源严重不足,每千人口执业(助理)医师为1.56人,每千人注册护士为1.12人,低于一些发展中国家和中等发达国家,东部与中、西部以及城乡之间卫生人力资源差距较大,地区分布不均衡。卫生部《2004年中国卫生统计提要》表明,中国乡镇卫生院拥有博士、硕士学历的高级卫生技术人员为零。村级医生的受教育程度以中专为主,大约有59.5%的村医生是中专学历,17.1%的是大专学历,本科学历者占1.6%,高中以下的占21.8%。2003年10月进行的第三次国家卫生服务调查显示,无任何医疗保障的农村人口高达79%,比城市的45%高出3/4。农村地区两周患病者中46%未去医疗机构就诊,其中38%因为经济困难。农村的基础卫生设施比较薄弱,农民基本医疗问题尚未得到根本解决,一些地方特别是贫困地区农民有病看不起病、因病致贫和返贫现象仍很突出,顽强地抵消着政府扶贫、减贫的努力。

根据抽样调查,高经济水平农村地区贫困户中有49.3%是因病致贫或因病返贫的,中等经济水平和低经济水平地区的贫困户中,比例分别为

20.7%和21.2%;我国现有农村贫困户比例为3.86%,2000年我国农村实有农户24149万户,国家统计局抽样调查得到的农户户均人口数是4.20人,农业部农村研究中心固定观察点得到的数据是户均4.11人,那么可以肯定我国农户户均人口数在4人左右;全国农村因病致贫和因病返贫农户占农村贫困户的比例大约是35%左右,按照这种方法推算,每年大约有1305万的农村人口面临因生病而倾家荡产的危险。

上述数据涉及的虽然是东部与西部之间,城乡之间医疗保障水平的差异,但考虑到民族地区多处在西部和农村地区,因此上述分析也可以视为对民族地区医疗保障水平落后的说明。

(二)民族地区社会保障发展水平较低是制约民族地区医疗保障发展的深层次原因

从社会政策层面来看,医疗保障属于社会保障的一个重要内容,并与养老保障、失业保障等其他社会保障的组成部分共同发挥作用。因此,如果社会保障整体发展水平较低,无疑会影响医疗保障的发展。近些年来,随着民族地区经济的快速发展,作为社会“稳定器”与“调节器”的社会保障制度建设也取得了较大的发展,在民族地区的城镇建立了国有企业下岗职工基本生活保障、失业保障和城市居民最低生活保障“三条保障线”制度;在民族地区的农村部分地区也实行了新型农村合作医疗以及农村社会救助等社会保障制度。但因历史、社会、经济及近年来城市化进程加快等各方面的影响,民族地区的社会保障依然存在很多问题,直接制约着民族地区医疗保障的发展。

(1)社会保障权利严重缺失,保障体系极不健全①

社会保障权利的严重缺失,在民族地区特别在城市化进程中的民族地区的城市郊区和农村表现得尤为明显。我国的社会保障制度整体上长期以来形成了一种城乡分离的二元结构模式,城镇社会保障制度相对农村发展

---

① 叶赛敏:《建立全民基本医疗保障制度的思考》,《卫生经济研究》2006年第10期。

的速度较快、内容较齐全、实施也较完善,基本上覆盖了社会救济、社会优
扶、社会保险、社会福利等方面,而在民族地区的农村,社会保障仅仅在社会
救济、救灾、优抚安置、五保赡养方面有所体现,这些社会保障的内容主要是
基于农村和农业的特点而有针对性地制定的,但随着城市化进程的加快及
一部分农民失去了土地,与其相关的有些社会保障内容也就随之消失,有些
保障的内容虽然存在但实际上失去了应有的意义,数量众多的农民基本上
处于国家的社会保障之外。城市化进程的加快加速了民族地区农民对养老
保险、失业保险及医疗保险等社会保障制度的迫切需要,但这些与少数民族
息息相关的、具有实质性意义的社会保障内容在操作意义上而言几乎还是
一片空白。这种社会保障权利长期缺失的根本原因是社会保障体系的不健
全,缺乏能够保障农民基本生活需要的现实选择。这种状况从根本上说是
与我国经济社会快速发展及城市化进程加快的要求是格格不入的。在城市
化进程中,大批的少数民族农民流入城市,而"新"的、与之相适应的社会保
障体系又未形成和建立,这会给他们的生活增添不安全感甚至恐慌,也会给
社会的发展增加不稳定因素。

(2)民族地区社会保障资金缺口较大,保障能力低

社会保障主要有两大系统,即资金保障系统和服务保障系统,而当前最
为困扰民族地区社会保障发展的是资金保障系统。由于西部民族地区经济
发展落后,地方财政汲取能力低,社会集资能力低,个人支付能力低,因贫困
导致的巨大社会保障需求未能得到有效供给,而政府的财政补贴又极为有
限,从而导致保障资金的缺口较大,筹集社会保障资源的途径也较少,地方
政府基本上处于力不从心的境地。例如,据 2003 年统计的全国各省、市、区
的财政收入显示,西部 12 省、市、区的财政收入为 1651 亿元,仅为中东部地
区财政收入 8206 亿元的 20.1%。近几年西部各省份的经济虽在发展,财
政收入也在增长,但要提供支持农村社会保障需要的大量资金还有困难。
所以,从某种程度上说,资金的较大缺口是民族地区社会保障能力低的最根
本的原因,这种脆弱的财政状况也为其以后有效解决城市化进程中失地农
民的生活保障问题埋下了隐患。

（3）社会保障立法滞后①

目前,我国整体上还没有形成专门调整社会保障关系的基本法律,有关社会保障的规定是由劳动、人事、卫生等部门制定的。国家专门社会保障法的缺失直接导致我国民族地区的社会保障立法失去了应有的参考与根据。再加上民族地区本身发展的落后性也导致其地方社会保障立法与东部相比具有明显的滞后性,社会保障工作在许多方面只能靠政策和行政手段推行。但由于受经济发展水平的制约,政策调控也比较乏力。社会经济的快速发展以及各种新的矛盾的出现也要求新的法律及政策措施应运而生,民族地区落后的法制建设严重阻碍了民族地区社会保障制度建设的进程。

二、城市化进程中失地农民的医疗保障问题

城市化是由传统的农业社会向现代城市社会发展的历史过程,是社会经济结构发生根本性变革并获得巨大发展的空间表现。我国目前的城市化水平已经达到40.6%,按照城市化发展的一般规律,我国已经进入城市化加速发展阶段。目前,我国城市化率以每年一个百分点在提高,而推进城市化需要占用大量的土地进行道路、住房、厂区等的建设,从而导致对农民集体土地的征用力度越来越大,大量的农业用地转换为非农用地,于是,一个新的社会群体——失地农民出现了,并随之迅速扩大,说是农民,他们已经失去了赖以生存的土地,没有土地保障;说不是农民,他们却在城市的边缘徘徊观望,他们希望能和城市人一样获得就业机会,需要用社会保障来支持他们未来的生活,却难以如愿。因为传统的城市社会保障制度只覆盖城市就业人员,失地农民则被排除在这一体系之外,面对"种田无地,上班无岗,低保无份,创业无钱"的失地农民(也包括部分民族地区的失地农民),他们的问题越来越突出,已严重影响到城乡社会稳定和农村经济发展。因此,失

---

① 郑莹、昂扬:《我国农村社会保障制度的立法探析》,《辽宁大学学报(哲学社会科学版)》2005年第2期。

地农民问题已成为当前城市化过程显现出来的社会焦点与热点问题,成为影响国民经济健康发展和构建社会主义和谐社会的重大问题。从各地情况看,失地农民中只有极少数能享受与城镇居民同等的社会保障待遇。随着我国工业化和城市化进程的加快,征用农村土地的力度会越来越大,失地农民将越来越多。一部分失地又失业的农民成为新的困难群体,对社会稳定有着不可低估的影响。

第三章
建立健全民族地区医疗保障
制度 推进城市化进程

第一节 建立健全医疗保障制度与城市化的关系

一、建立健全医疗保障制度在城市化进程中的重要性[①]

自 20 世纪 80 年代中后期起,特别是进入 90 年代以后,我国农村剩余劳动力持续进行着跨省区、跨县市的地域性转移,农民进城已成为一股势不可当的潮流,这股被称为"民工潮"的潮流,形成之快,规模之大,世所罕见。20 世纪 80 年代初农村外出打工者不过几百万,而到了 2005 年,外出打工的农民工约 1.2 亿人,其中在城镇打工者约 8907 万人(劳动和社会保障部2005 年快速调查数字)。这些人不仅要向城镇大量转移,而且还会在不同城镇之间频繁地选择工作和居住地点,但现行社会保障制度对农民工及其家属的流动和迁移则缺乏有效的保护,或者说,农村剩余劳动力向城市转移

---

① 以下论述参考刘子操:《城市化进程中的农村社会保障问题研究》,2007 年东北财经大学博士学位论文。

没有相应的包括医疗保障在内的社会保障制度跟进。到2005年，全国农民工参加养老、失业、医疗、工伤、生育社会保险的比重分别为33.7%、103%、21.6%、31.8%和5.5%，[①]这说明，近一亿农民工的绝大部分游离在社会保险之外，他们在城市中生活的一些最基本的生活福利根本无法得到保障。

　　农民工社会保障的缺失，使他们难以割断与土地的联系。农民工是现行户籍制度的产物，是一个职业身份与社会身份相分离的独特的社会群体。农民工首先是一种身份的象征，即户籍制度下的农民，其次才表示一种职业，即城市中事实上的工人。农民工的这种双重身份，使他们处于一种"两栖人"、"边缘人"的状态，而这种"两栖人"、"边缘人"究竟向何处转变，则取决于多种因素，其中重要的一条是他们是否拥有社会保障。自从有城市以来，城市中优越的物质条件、丰富多彩的文化生活就对农村人口产生了强大的吸引力，而在现今的中国，在城乡收入差距进一步加大、城市居民的社会福利待遇远远高于农村居民的情况下，农民对城市的向往、对成为城市居民的渴望越发强烈。农民对城市的向往从表象上看似乎在于城市户口，实则是基于城市中的生活和发展条件，诸如就业机会多、收入水平高、社会保障体系完备、信息流畅、子女成长环境优越等等。如果让他们放弃家乡的土地进城落户，而在就业、社保等方面没有获得看得见、摸得着的好处，他们宁愿保持农民的身份。由此可见，城市户口在今天已失去了往日的桂冠，农民愿不愿意来城居住，来后能否留下来，不仅取决于户籍门槛的降低，更重要的是取决于进入的经济成本是否与他们的经济收入相适应，能否在就业机会和社会保障等方面和城里人同等对待。按照马斯洛的需求层次论，人的需要按发生顺序可由低到高分为五个等级，即生理的需要、安全的需要、社交的需要、心理的需要和自我实现的需要。越是低层次的需求越是最基本的需求，当这一层次的需求得到满足之后，人们的注意力才会集中到高一层次的需求。当低层次的需求没有得到满足之前，高层次的需求不可能成为一种有效的行为的动力。最基本的需求即最低层次的需求，包括养老、失

---

　　①　邓宗鹏、王涛声：《中国民工短缺的制度分析》，《经济学动态》2005第5期。

业、医疗等方面的需求,是保证人们生活的必不可少的需求。假如农民进入城市,却被排斥在社会保障制度之外,连最低的生活需求都不能得到满足,那么,城市对他们的多方面的吸引力都将被统统抵消,使他们宁愿留在祖祖辈辈所依赖的土地上,消极地进行着年复一年的小农生产,因为农村毕竟还有一块"活命田",能够满足其"最低层次需要"。这也是为什么在户籍制度松动的今天,中国却出现了农民工的"城市梦"和农民工依赖土地不愿放弃农村土地经营权并存的奇特悖反现象的原因所在。农民工虽然进城打工,但在家乡他们仍都保留一份土地,这是他们生活的最后保障。这样,当他们看不到在城市扎根希望的时候,就会毅然回乡种田。所以,在城市的社会保障没有覆盖农民工,在农民工没有享受到社会保障实惠的时候,他们是不会轻易地放弃土地、割断与"承包田"的"脐带"关系的。

农民工社会保障的缺失,使他们无力应付所遭遇的风险。与所有产业工人一样,农民工同样面临着生老病死残的风险,而且从总体上看所面临风险的严重程度高于其他产业工人。农民工面临老年的风险,需要解决老有所养的问题;农民工面临着伤残的风险,他们大都从事着苦、累、脏、险的职业或工种,工作中普遍存在着劳动条件差、劳动时间长、劳动强度大的现象,很大一部分则在存在严重安全生产隐患的行业工作,每年因劳动条件差而致伤、致残、致死的事故率非常高,所以需要工商和职业病方面的保障;农民工患病的概率较高,恶劣的工作环境,艰苦的生活,导致农民工成为最易遭受疾病侵袭的人群,但大部分农民工经济拮据、难以支付大额医药费,所以需要解决病有所医的问题;女性农民工的生育保险严重缺乏,一旦怀孕,超过90%的人面临的是失业或被解雇,所以需要生育保险。风险的客观性,使它以相同的概率降临在每一个人的头上,但因为身份不同而导致的社会保障的区别,使得在同样的风险面前城市居民与农民工的处境大不相同,在社会保障的庇护下"老有所养、病有所医"对生活在城市的农民工而言,是一种奢望。制度排斥使得农民工处于被边缘化的境地,遭遇的风险只能依靠自己去解决,但其结果往往是不尽如人意的。当他们无力解决风险所带来的困难时,在城市的生存就成了问题,于是只能"打道回府"返回乡村。

这种现象是我们不愿看到的,也不利于推进城市化进程。现代化就是城市化,农民的非农化本身就是现代化的一部分,城市化的过程就是农民自觉依法放弃、有偿转让其在农村的土地经营权、真正割断与土地的经济联系,源源不断地从土地上走出来的过程。但不改变排斥农民工的传统政策,不建立适合农民工特点的社会保障制度,使他们享受与城市职工同等待遇,农民工城市化的进程就必然受到阻滞。由此可见,建立健全包括医疗保障在内社会保障制度,对于进一步推进城市化的平稳、健康发展具有重要意义。

二、城市化进程中建立健全医疗保障制度的必要性①

根据国家统计局公布的数据,2001 年至 2004 年,我国工业增长率年均为 10.7%,工业在 GDP 中的比重由 2000 年的 43.6% 上升到 2004 年的 45.9%,可以说中国总体上正处于工业化的中期阶段。工业化与城市化是一种良性互动的关系,工业化的快速发展必然要求城市化进程的加速。工业化、城市化促使社会结构从传统向现代的转型,促使自给自足的小农经济向现代的发达商品经济转变,从而使社会生活的风险结构发生了重大的变化。改革开放以来,农村的产业结构、劳动力结构和生产、生活方式都发生了很大变化,使农村人口分布出现由分散化向集聚化发展,农村城镇化过程加快。农村劳动力不断地进入非农产业,导致农村居民收入的多元化倾向,并且传统农业经济活动收入在整个经济收入中比重逐步下降。这一切均表明:市场经济在给农民带来利益增长的同时,也把他们带入了一个风险更大的市场环境之中,农民正面临着与城市市民同样的市场风险和同等程度的生活风险,包括生、老、病、死、残的风险,失业的风险等等。面对这些风险,土地保障正变得越来越弱,越来越次要,甚至出现土地"虚化"的现象,农村人口靠家庭和土地进行保障越来越显得苍白无力。而体现公民生存权利、

---

① 以下论述参考刘子操:《城市化进程中的农村社会保障问题研究》,2007 年东北财经大学博士学位论文。

体现社会公平的社会保险基本上没有把农村人口纳入其中,在这种情况下,农村人口很难抵御越来越大的生活风险和市场竞争风险。收入差距的扩大,生活的贫困化,社会保障权利的缺失,都可能激化他们与政府的矛盾,直接影响市场经济体制改革的步伐和经济的稳定发展,给社会发展带来极大的隐患。城乡二元社会保障制度造成了城乡人口享受生活权利的不公平,也阻碍了中国的城市化进程。农村经济体制的改革,使得长期以来被禁锢在有限土地上的农村剩余劳动力如汹涌的洪流一样涌向城市,但由于缺乏化解市场风险的社会保障制度安排,使他们在非农化过程中"脚踏两只船",处于"边缘人"状态,这些以务工经商为主要收入来源的农民与其拥有的小块土地之间保持着若即若离的关系,人口非农化与农村人口城市化断裂为两个过程,结果使农村人口在城市化过程中的预期成本大大增加,农村人口的城市化动机也会因此大大减弱,从而延缓了城市化进程。城市化的迅速崛起,又必然使大批没有社会保障基金,特别是没有社会保险基金积累的农村居民在转变为城镇居民后给城镇社会保障体系带来巨大的冲击。

在城市化进程中建立农村社会保障制度,可以提高广大农民应付市场风险的能力。随着城市化进程的加快和经济体制改革的不断深化,我国农村经济发生了翻天覆地的变化,以土地为基础、以家庭为单元、以生产为手段的自给自足式农民保障的经济基础与社会基础均已动摇,但与之相适应的农村保障机制却相对缺乏。在城市化进程中,很多农民都面临着失地的风险,而失去土地的农民又面临养老、疾病的风险,在农民家庭保障功能日渐减弱的情况下,广大农民应付市场风险的能力与日益扩大的风险程度的矛盾十分突出。在城市化进程中逐步建立农村社会保障制度,就可以使广大农民像城市居民一样享受到最低生活保障、医疗保险和养老保障,使支撑社会发展的庞大体系能享受到应有的社会公平和待遇,使城市化进程中广大农民真正地离开土地,全身心地投入城市化建设中。

由此可见,城市化的快速发展,内在地要求建立健全与之相适应的包括医疗保障在内的社会保障制度,社会保障制度与城市化之间就是这样一种互为依存、互相促进、共同发展的辩证关系。

第二节　现行民族地区医疗保障制度
对城市化的影响

新中国成立以来,我国民族地区的医疗保障虽取得一定程度的发展,但与我国其他地区相比,发展较为缓慢。西部是我国少数民族聚居密度最高、范围最广的地区,全国有 80% 的少数民族定居在西部,这些少数民族大多分布在边境地区,生活困难,人均收入很低。以西部农民收入为基数,改革开放前,东、中、西部三大地带农民人均年收入大体依次为 800、600、400 元,目前约为 6000、3000、1500 元。三者的比例已从改革开放前的 1∶1.5∶2 扩大到现在的 1∶2∶4。① 而据常识推测,民族地区的农民收入就更低了。如在甘肃 20 个民族县中被国家和省列为贫困县的就有 12 个,全省贫困人口中少数民族占一半多。可以认为,民族地区社会保障制度的建立健全不仅是缩小东西部贫富差距的关键,也是增强全国民族团结与民族地区社会稳定的关键,同时更是进一步推进城市化发展的关键。

然而,民族地区现行的社会保障制度,尤其是医疗保障制度还不够完善,存在着一些不利于城市化健康发展的因素。

一、现行医疗保障制度难以满足民族地区农民需求

现行民族地区农村医疗保障体系难以满足农民的需要,对城市化进程中的城乡收入差距扩大的问题解决不到位,具体表现在:

目标群体界定模糊。现行的农村医疗保障体系没有明确界定受益群体,将受益群体简单地界定为农村居民,而没有注意到在农村剩余劳动力向城市转移的过程中农村居民存在分化:即包括在城市工作较为稳定的农民

---

① 杨建国、聂华林:《中国西部农村社会保障概论》,中国社会科学出版社 2006 年版。

工家庭、失地农民、乡镇企业职工和纯农民。在城市化进程中，前三部分人已非实际意义上的农民，而属于农民向市民的过渡群体。我们在构建农村医疗保障体系时应将前三部分人排除在外，他们应属于中间层次的医疗保障体系。在全国建立三个层次的医疗保障体系是与城市化进程中居民的分化相一致的，是促进城市化健康发展的有效途径。

保障体制缺乏强制性，导致覆盖面不足、农民参保率较低。现行的农村新型合作医疗制度都采取农民自愿参与的原则，制度的设计是为了减少贫困农民参加社会保障的负担。但这种做法却使农民参保率很低，它仅保障了小部分富裕农民，大多数农民仍游离在医疗保障之外，这种做法对解决城乡差距扩大问题收效甚微。

政府职能严重缺位。地方政府负担过大从而引起政府的转移支付有名无实。在新型农村合作医疗方面，中央仅对西部 12 省、市、区参保农民每年每人补助 10 元；在社会救助中由中央和地方共同出资，但存在保障水平过低、保障覆盖面过窄、许多该保的农民没有受益等情况。同时，地方政府和集体负担过重，很多承诺难以兑现，使农村医疗保障几乎变为个人自愿的商业保险。民族地区农村贫困居民需要得到更多的关注，中央政府应对其加大支持力度，给予应有的保障，为现代化建设和城市化发展创造一个稳定的社会环境。

政府对教育的投入缺乏制度性的约束。农村剩余劳动力向城市的转移能促进城市化的发展，但现阶段流入城市的农民工受教育水平普遍较低，严重影响了流入城市农民的自身收入和他们对城市化的贡献程度。通过制度化的手段加强对农村教育的投入、提高农村居民的受教育水平是促进城市化健康发展的关键因素。

二、城乡之间医疗保障水平差距较大

2005 年，我国城乡居民收入差距约为 3.2∶1，而世界上大多数国家仅为 1.5∶1（见图 3.1）。除了收入差距，城乡居民在文教卫生等社会保障方面的差距也非常明显。

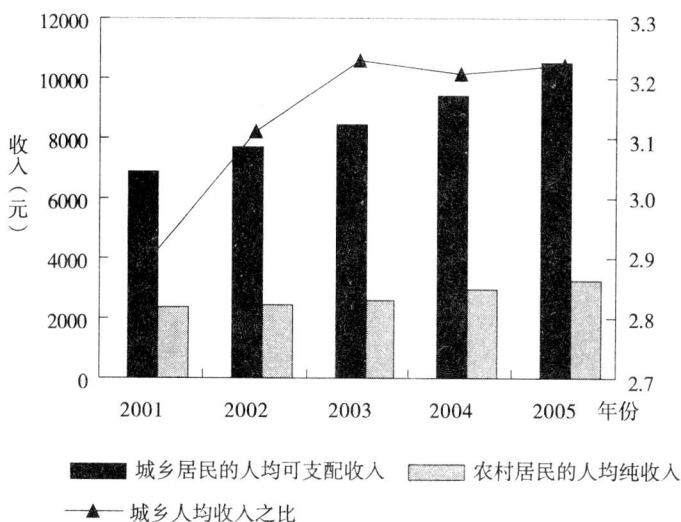

图 3.1　城乡居民收入差距（2001—2005）

资料来源:国家统计局:《国民经济与社会发展统计公报》,2001—2005 年。

城乡之间社会保障的不公平具体表现在:

农村居民老龄化趋势较城市严重,而其养老保险覆盖率却低于城市。2000 年农村老龄人口(65 岁以上)已达 7.36%,高于城市的 6.29%。而农村的养老保险覆盖率 2000 年仅为 7.64%,且有逐年降低之势,2003 年仅为 7.06%,2005 年为 7.3%,大大低于城市的 31.1%(用 2005 年城市基本养老保险参保人数/城市总人口数据,见图 3.2)。

农村居民患病率较高而享有医疗保险的程度很低。国家第三次卫生服务调查显示,城市、农村在利用卫生服务上存在明显差异,农民缺乏医疗保险,而经济条件差是影响卫生利用的主要原因。调查结果表明,未就诊率、未住院率随着收入水平的提高而降低。2003 年以来,国家加快了新型农村合作医疗建设,截至 2005 年末,农村合作医疗的参保率已接近城市的基本医疗保险参保率(见图 3.3)。但由于城镇居民还有很多其他性质的医疗保险以及新型农村合作医疗体制尚需进一步推进,城乡之间的医疗保险差距仍然存在。

（%）

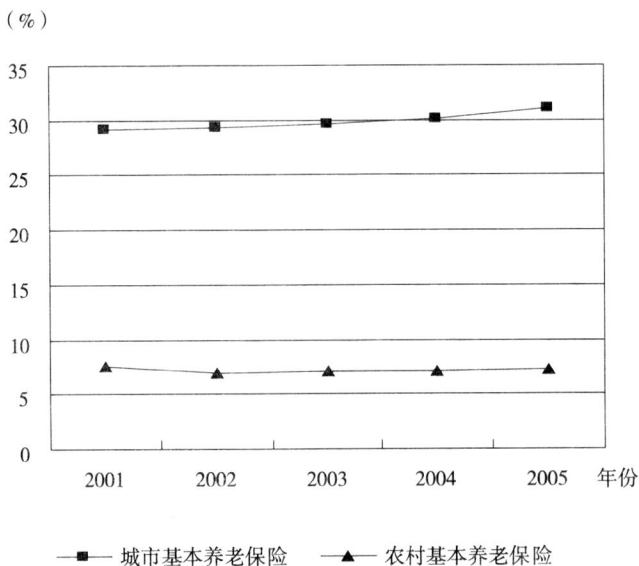

——■—— 城市基本养老保险　　——▲—— 农村基本养老保险

图 3.2　中国城市与农村的基本养老保险参保率比较

资料来源：国家统计局：《国民经济与社会发展统计公报》，2001—2005 年。

（%）

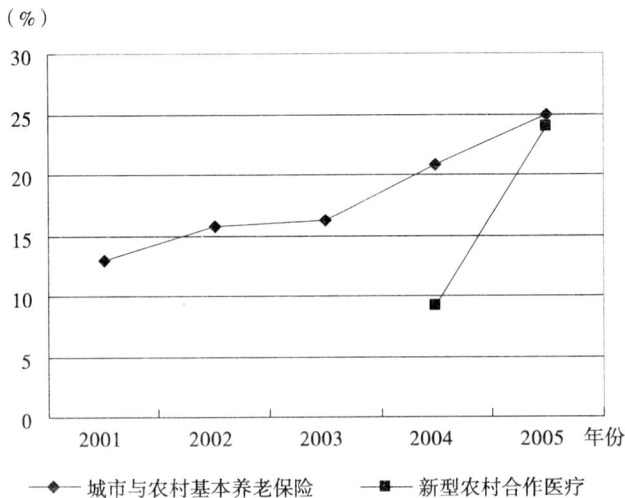

——◆—— 城市与农村基本养老保险　　——■—— 新型农村合作医疗

图 3.3　中国城市与农村的基本养老保险和基本医疗保险的参保率比较

资料来源：国家统计局：《国民经济与社会发展统计公报》，2001—2005 年。

三、城市化发展与农村发展不均衡

拉大的城乡差距使大量农村剩余劳动力流向城市,促进了城市化的进程,但如果放任城乡差距扩大,超过一定的警戒线,就会使农村劳动力盲目流向城市,造成城市化畸形发展,给城市带来过大的就业压力,导致社会秩序混乱;同时,也会使农牧业劳动力急剧减少、农村生产力快速下滑。

农业是工业的基础,在城市化的进程中我们不但要重视城市的发展,还要投入更多的资金、技术解决好"三农"问题,尤其是民族地区的"三农"问题。而构建适合民族地区农村的医疗保障体系将会有效缩小城乡差距、避免劳动力的盲目流动。当前,努力构建适合民族地区农村的社会保障体系不仅是城市化健康发展的客观要求,也是构建社会主义和谐社会、加快民族地区社会主义新农村建设的迫切需要。

第三节　建立健全民族地区医疗保障制度
推进城市化进程

在城市化进程中,根据不同的保障内容对不同的民族地区保障对象实行不同的过渡性保障办法,再随着城市化的进程逐步普遍建立针对所有农民的社会保障制度,使民族地区居民真正分享城市化的成果,并最终接近城市居民的生活方式,真正实现城市化,这就是我们应该秉持的战略选择。

一、建立健全医疗保障制度推进城市化进程

从农村居民稳定生活的基本条件看,我国的农村社会保障内容主要有失业保障、医疗保障、养老保障和最低生活保障;从农村社会保障的对象来看,根据生活来源和生活状况的不同,可以将农村的社会保障对象分为乡镇

企业的职工、进城务工的农民、已经进城落户并将土地一次性出让的农民和失地农民、有土地并依附于土地的农民等。具体来说,在城市化进程中逐步建立农村社会保障制度应该遵循以下路径。

1. 对于已经进城落户并将土地一次性出让的农民和失地农民,应该提供最低生活保障。在城市化进程中,很多农民因为国家基础建设的需要失去了土地,而土地作为农民唯一的社会保障载体,一旦失去,将无所依靠,因而应给予他们最低生活保障。按照国家有关规定,已经进城落户并将土地一次性出让的农民,已经属于城镇居民,而且在失业期间不会有任何经济来源,应该将他们纳入低保范围,享受最低生活保障。对于还未进城落户的失地农民,由于他们的情况比已经进城落户的农民还差,真正属于"种田无地,上班无岗",更应该享受最低生活保障,由地方财政解决他们的低保收入来源。

2. 对于乡镇企业的职工和进城务工的农民合同制工人,应该逐步为他们建立失业保险、医疗保险和养老保险。在城市化进程中,就业、医疗和养老是乡镇企业职工和进城打工的农民最为关心的问题。而失业和生老病死又是难以抗拒的事情,因此社会保障体系应给予充分保障。对于进城务工的农民合同制工人,一方面,用法律强制用人单位在招聘时为他们购买各种保险,购买的保险额度可以适当调整让企业容易接受。因为招聘农民工的保险成本依然低于招聘城镇居民,对于农民来说,享受了保险相当于提高了待遇,而且在失业和生老病死方面也有了一定的保障,可以解决进城打工的后顾之忧。另一方面,对于在城镇连续工作一定年限的农民合同制工人,企业为其缴纳的各种保险应该同城镇居民一样。在我国的很多城镇,有很多农民合同制工人已经在城镇就业、生活了很长时间,而且很多人会一直在城镇工作和生活,只是由于各种制度障碍而没有城镇户口,他们的工作和生活方式同当地的城市人已无多大区别,应当视他们和城镇人一样为其购买各种保险。

3. 在城市化进程中,对于没有失去土地并且依然生活在以农业为其谋生的主要产业的广大农民,可以优先考虑他们的医疗保障问题。因为这些农民在城市化进程中暂时没有受到太大影响,他们还有土地作为生活保障,不存在失业问题,而土地也可以作为他们最低生活保障和养老保障的来源,因此,在目前国家财力有限的情况下,可以暂时不考虑这些农民的失业、养老和最低生活保障问题。但是,对于医疗保障而言,由于全国医疗和医药品的价格往往是全国统一的,这样的医疗和医药价格对于收入比城市居民低得多的广大农民而言,是极不公平的。因此,构建农村医疗保障制度就成为我国城市化进程中急需解决的问题。应建立由政府组织、引导、支持,农民自愿参加,个人、集体和政府多方筹资,以大病统筹为主的农民医疗互助共济制度,逐步形成包括新型合作医疗、商业健康保险和医疗救助制度三个层次的农村医疗保障体系,在城市化进程中,力争让农民和市民享受同等医疗待遇,并最终实现城乡医疗保障一体化。

二、社会保障是民族地区群众生存发展的"安全网"

人是一种高级复杂动物,存在不同的需要,这些需要可分为自然需要、社会需要、经济需要,人的需要在一定社会关系中形成,并通过人的自觉社会实践活动得到体现。社会主义应该"充分保证成员福利和使他们获得自由的全面发展",这说明社会应该保证人类的自由和需要,为人类提供福利和全面发展的权利。

建设中国特色社会主义的目的是满足人民日益增长的物质和文化生活的需要,社会保障就是为了满足社会公民获得该需要的一个重要手段。社会保障是一种纯公共物品,每个公民都应该平等地获得保障权,社会保障不应该因地域或民族不同而产生排他性。社会保障的范围和程度首先由一个国家的经济发展水平决定,但同时也与一个国家、民族的文化传统、价值理念和伦理道德原则有着密切的关系。因此,我们依据马克思主义以人为本的思想,运用社会公正与平等的原则,对建立和完善民族地区包括医疗保障在内的社会保障制度作出如下构想。

1. 建立民族地区农村最低生活保障

目前,在民族地区农村已经建立了特困户救助制度,但这并不能满足农村居民的要求。由于民族地区农村的自然条件和市场经济发展的客观要求,政府应该为农民建立最后一道安全网,具体应从以下方面入手。

(1)合理界定农村居民最低生活保障制度的保障对象。

政府对农村居民提供生活最低保障,不仅是政府对公民应尽的义务,也是农村居民应该享受的生存权利。只要符合最低生活保障条件的,都可以主动提出申请。农村最低生活保障的对象应该低于或等于国家公布的最低生活水平的人群。

(2)科学界定农村居民最低生活保障制度的保障标准。

民族地区制定最低生活保障标准,应该结合本地区的具体情况,遵循既要保障贫困居民基本生活,又要克服其居民依赖思想,而根据本地区农村居民基本生活需求、经济发展、物价和财政能力来确定。

(3)建立农村居民最低生活保障的资金筹集机制。

资金问题对于民族地区来说是一大瓶颈问题。我国的最低生活保障资金是由财政、乡镇、村民委员会共同负担的。随着农村税费改革的推进,目前民族地区地方财政和乡镇财政都因困难而无力支付。民族地区政府可以制定统一的社会保障税,建立最低生活保障基金,来解决最低生活保障资金的筹集。

(4)加强最低生活保障制度的配套改革。

一是加强最低生活保障制度的法制建设,国家有必要制定《最低生活保障法》,把最低保障工作纳入法制轨道,确保农民的最基本生存权益;二是对于特困户可以实施减免政策,如减免子女教育的学杂费等。

2. 建立农村新型医疗保障制度和救助制度

新型农村合作医疗在民族地区应该是一种策略性选择,民族地区农村实施医疗救助和提供公共卫生服务是农村医疗保障最基本的选择。根据目前民族地区的合作医疗筹资水平,合作医疗补偿水平不可能很高,否则合作医疗基金可能会超支,反而导致农民看不起病。因此,在民族地区实施农村合作医疗制度和医疗救助制度相结合,对于患重大疾病的农民给予医疗救助,切实解决农民因病致贫因病返贫问题。

3. 建立民族地区农村大病统筹医疗保险

我国民族地区农民对大病的应对能力很弱,因病致贫返贫的现象多,农民对于农村大病医疗救助非常迫切。大病医疗救助覆盖面应该是民族地区全部农村居民,具体的对象应该是患有重大疾病的农民。医疗保险实行个人账户和社会统筹相结合,保险基金的筹集原则应该按照"个人缴费为主,政府和集体补贴为辅"。建立个人账户,农民和集体分别根据民族地区当地农民的平均收入按一定比例缴纳,并确定一个标准,超过部分归入统筹基金。支付额较小的医疗费,则由统筹基金支付。农村大病救助医疗保险资金的管理和使用,在现有的社会保障管理机构的基础上,按照"精简、高效"的原则,组建农村大病救助医疗保险管理机构,从事农村大病救助资金的筹集、管理和使用等工作。

4. 逐步建立民族地区农村养老保险制度

目前,在民族地区大规模实行农村养老保险还不具备经济条件,养老保险要从当地的实际出发,以保障老年人基本生活为目的,以家庭养老、集体帮助、国家补助与个人储蓄养老相结合的方式,采取政府积极引导和农民自愿相结合的原则,逐步提高社会化养老程度,达到"低水平、广覆盖、适度保障",逐步扩大民族地区农村社会养老保险覆盖面。

5. 鼓励发展民族地区的社会互助

在民族地区,社会互助发挥着不可忽视的作用。在生活中,村民为了解决一时的困难,可以向自己的亲戚朋友、邻居寻求一定的物质帮助,等其他的朋友、邻居或其他困难户有困难时,也给他们一定的物质帮助,这不仅为彼此提供了一定的物质帮助,还加深了交流和沟通,深化了人与人之间的感情,有利于人与人之间的和谐,加强农村地区的团结和稳定。当面对突发性、暂时性的小型灾害和困难时,还可以弥补国家和集体保障的不足。

下　篇

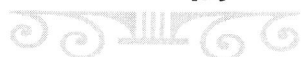

医药卫生体制改革进程中我国
民族地区医疗卫生服务研究

第四章
我国医药卫生体制
改革的历史与现状

第一节　我国农村医改发展概况

我国农村医疗保障体制,从 1949 年新中国成立至今历经了多次变迁。从 20 世纪 50 年代中期开始,合作医疗方式开始在部分农村出现,到 50 年代末期,合作医疗得到国家卫生部的肯定并得到一定范围的推广,1965 年之后在农村迅速推广,并占据主导地位。1981 年之后,随着家庭联产承包责任制的推行,合作医疗逐渐瓦解,广大农民重新回到自费医疗模式。20世纪 90 年代以后,国家试图在农村重新恢复合作医疗制度,这种努力在1997 年达到高潮,但是效果并不显著。2003 年,在政府推动下,新型农村合作医疗制度在农村逐步展开试点工作,农村医疗保障制度新阶段开始。

一、1949—1958 年:低廉自费医疗方式

这一阶段我国农村并没有正式的医疗保障制度,名义上,广大农民都是自费医疗,但由于当时国家财政对医疗机构进行补贴,并且严格控制医疗服

务和药品的价格,所以大多数农民享受的基本上是一种低廉的自费医疗方式。与此同时,部分农村开始出现由广大农民自发组建的"合医合防不合药"的合作医疗保健形式。

20 世纪 50 年代初,我国在城镇建立了以企业职工为对象的劳保医疗制度和以机关单位干部为对象的公费医疗制度,但是并没有在农村建立相应的医疗保障制度,农民看病主要实行的是"谁看病,谁付钱"的自费医疗。这一时期,国家财政积极补贴农村医疗卫生机构,对县医院的经费开支实行"全额管理,差额补助"的办法,即医院收入全部纳入国家预算,财政对医院实行收支差额补助,年终结余全部上缴。20 世纪 60 年代以前,全国平均财政补助约占医院全部支出的 20% 左右。20 世纪 50 年代,随着农业互助合作运动和人民公社的发展,个体医生都被组织起来成立了集体性质的卫生所和保健站,医务人员的报酬因其身份不同而有所差别:若属于集体性质的大夫,报酬由其所在的生产队负责,包括记工分和少量现金补贴两部分;若属于国家公有医疗机构的专职医务人员,则由国家供应商品粮,工资由其所在机构负责,医务人员报酬与业务量和药品销售量无关。这一时期,保健站的药物以中药为主,只有少量西药及针剂,大夫诊病时,中医运用传统的"望闻问切"诊断办法,西医配有听诊器、体温计、肌肉注射器等简单的医疗设备,这使得当时的医药价格维持在一个很低的水平,广大农民虽然是自费医疗,但实际上国家通过补贴方式为农民提供了基本保障。①

在自费医疗的同时,一些地方自发实行了合作医疗保障。新中国成立初期,东北各省为解决广大农村无医无药问题,通过合作制和农民群众集资的方法举办卫生组织。据原东北人民政府卫生部统计,1952 年东北地区的 1290 个农村卫生所中,属于合作经营的 85 个,群众集资举办的 225 个,二者合计 310 个,占全东北农村卫生所总数的 17%。随着农业合作化运动的发展,20 世纪 50 年代中期,山西、河南、河北等省农村出现了一批由农业生

① 崔执树:《我国农村基本医疗保障体系的现状与对策研究》,《特区经济》2006 年第 1 期。

产合作社举办的保健站。1955年初,山西省高平县米山乡联合保健站成立,我国农村正式出现具有保险性质的合作医疗保健制度。他们的基本做法为:在乡人民委员会和乡政府的领导下,由农业生产合作社、农民群众和医生共同集资建站。在自愿的原则下,每个农民每年缴纳二角钱的"保健费",免费享受预防保健服务,患者治疗免收挂号费、出诊费等。保健站坚持预防为主,挂签报病,巡回医疗,送医送药上门,医生分片负责所属村民的卫生预防和医疗工作。保健站经费来源为农民缴纳的保健费、农业社公益金提取15%—20%。医疗业务收入主要是药品利润,通过记工分和发放现金工资相结合的方法合理解决保健站医生的报酬。上述做法,被称为"合医合防不合药"的合作医疗。

1958年农村实现人民公社化以后,由于"左"的影响,农村许多地方的人民公社实行平均主义供给制,看病不要钱,对农村生产生活造成很大破坏,合作医疗模式并没有得到很好的推广。

总的来说,这一时期,我国没有建立相应的农村医疗保障制度,农民承担的是低价格水平的自费医疗,这与新中国成立初期百废待兴,经费不足,经济发展水平较低是分不开的;同时,这也与国家实行农村支援城市政策、在医疗保障上倾向城市和国家机关、优先解决城市医疗保障的意识紧密相关。不过,低廉的医药收费水平也确保了农民能够享有基本医疗服务;与此同时,农民为了解决自身看病难和医疗水平低下的问题,开始自发建立合作医疗模式,这是在农业合作社基础上,依靠农民集体的力量,根据分担风险和互助互利的原则而建立起来的医疗保障模式。这一时期虽然出现了正式的具有保险性质的合作医疗保健制度,但仅仅是少数乡镇的试验行为,并不具有广泛性。

二、1959—1980年:合作医疗制度在农村
迅速推广并占据主导地位

这一阶段以1965年为界线,又可以细分成两个时期。1959—1964年

时期,虽然合作医疗得到了中央和卫生部的肯定,并加以推广,但是,由于种种原因并没有得到普及;1965—1980 年时期,合作医疗在我国农村迅速普及,并占主导地位,与保健站及数量巨大的赤脚医生队伍一起,成为我国农村医疗卫生事业的三件法宝。

(一)概况

1. 1959—1964 年:合作医疗得到肯定和初步推广阶段

1959 年 11 月,卫生部召开全国农村卫生工作会议,会后卫生部向中央上报了《关于全国农村工作山西稷山现场会议情况的报告》及其附件《关于人民公社卫生工作几个问题的意见》,其中提出:人民公社的医疗制度目前主要有两种形式,一种是谁看病谁出钱;另一种是实行人民公社社员集体保健医疗制度。与会代表一致认为,根据目前的生产力发展水平和群众觉悟等实际情况,以实行人民公社社员集体保健医疗制度为宜。1960 年 2 月,中共中央转发了卫生部的报告及其附件,认为报告及其附件很好,并要求各地参照执行。从此,合作医疗开始向全国推广,20 世纪 60 年代初,合作医疗的覆盖率达到 20%—30%,但是,由于“大跃进”和“人民公社化”运动对农村带来的消极影响以及三年自然灾害带来的经济困难,中央决定对国民经济实行调整、巩固、充实、提高的方针,农村的医疗卫生工作也随之进行了相应的调整,对集体医疗保健制度的推广也放慢下来。

2. 1965—1980 年:合作医疗制度在全国范围内普及

合作医疗制度的真正普及是在“文化大革命”期间,1965 年 6 月 26 日,毛泽东同志发表谈话,指出把医疗卫生的重点放到农村去。之后,大批卫生技术人员积极组织卫生队下乡,在为农民防病治病的同时,培养了大批农村卫生技术人员。同年 9 月,中共中央批转了卫生部党委《关于把卫生工作重点放到农村》的报告,强调加强农村基层卫生保健工作,推动了农村合作医疗制度的发展。1968 年 12 月,毛泽东同志对湖北省长阳县乐园公社举办合作医疗的经验做了批示,称赞合作医疗是医疗战线上的一场大革命,解决了农村群众看不起病、买不起药的困难,值得在全国推广。在当时的政治气氛下,搞不搞合作医疗,不仅是重视不重视农村医疗保健的工作问题,更是执行不执行毛主席革命路线的政治问题,因此,很快就推广开来,实现了合作医疗一片红。全国绝大多数生产大队都办起了合作医疗。1975年,中国农村合作医疗的覆盖率达到全国行政村生产大队的84.6%。1978年3月,五届人大二次会议通过的《中华人民共和国宪法》第三章第五十条规定:"劳动者在年老、生病或丧失劳动能力的时候,有获得物质帮助的权利。国家逐步发展社会保险、社会福利、公费医疗和合作医疗等事业,以保证劳动者享受这种权利。"1979年12月,卫生部、农业部、财政部、国家医药总局、全国供销合作总社根据宪法和当时的实际情况,联合发布了《农村合作医疗章程试行草案》,对合作医疗制度进行规范,其中规定农村合作医疗是人民公社社员依靠集体力量,在自愿互助的基础上建立起来的一种社会主义性质的医疗制度,是社员群众的集体福利事业。根据宪法的规定,国家积极支持发展合作医疗事业,使医疗卫生工作更好地为保护人民公社社员身体健康,发展农业生产服务,对于经济困难的社队,国家给予必要的扶持。1980年,全国农村实行合作医疗的行政村生产大队仍然占多数。

表4.1列出了合作医疗兴盛时期在我国农村的覆盖率。

表4.1　合作医疗兴盛时期的覆盖率

	1970 年	1975 年	1980 年
全国行政村 (生产大队)总数(个)	650720	675445	702910
实行合作医疗的行政村 (生产大队)总数(个)	498451	571427	483601
合作医疗覆盖率(%)	76.6	84.6	68.8

(二)原因

如上文所述,合作医疗制度在20世纪六七十年代迅速推广,覆盖了大部分农村地区,成为我国农村医疗保障制度的主导,究其原因,主要有以下四个方面:

1. 与自费医疗相比,合作医疗制度本身具有明显的优势。它能够在较低的经济水平条件下,为社员提供更好的医疗服务,减少因疾病带来的风险,有着制度上的优越性。

2. 合作医疗的迅速推广和普及是以集体经济组织的存在为前提的。在集体经济条件下,生产队掌握着收入分配权,生产队一般在进行年终个人收入分配前,就根据社员家庭人口数从其应得收入中扣除合作医疗费上缴大队,避免了挨门挨户收费的难题。

3. 政治因素加速了合作医疗的推广。农村人民公社的兴起和发展,使合作医疗自然融入合作化的大潮中,并且,当时群众对毛泽东同志的高度崇拜以及毛泽东同志作为最高领导人对农村合作医疗的赞扬和提倡,都极大地推动了农村合作医疗的普及。

4. 国家的财政补贴和医药管理制度保证了合作医疗制度的成功运行。国家负责国家办的公社卫生院全部基本建设和设备购置经费以及人员工资,并给予医院全部开支的补助;对集体办的卫生院负责部分基本建设经费、设备购置经费和人员工资,并给予医院全部开支以一定比例的补助。虽然当时农村基层卫生组织得到的国家投入和补助远低于城市大医院,但这至少保证了它们稳定的经费来源,同时加上集体经济的补贴,农村基层卫生组织在低收费的情况下绝大多数都能正常运转,使得广大农民间接得到国家补贴,并且,在国家补贴下,当时的免疫接种、血吸虫病防治等公共卫生服务都是免费向广大农民提供的。

在统购统销制度下,药品由国家定价,国家严格控制药品价格,甚至通过补贴药厂使药品价格维持在一个较低的水平。国家曾经分别在1959年、1960年、1963年、1969年、1973年、1980年和1984年七次降低部分药品价格,主要是抗生素、解热镇痛药、维生素类以及地方病用药,特别是青霉素、链霉素、安痛定、安乃近、四环素、维生素B、维生素C等基本药物,从1950年到1969年的降价幅度最高的达95%以上,最低的也有50%,而且农村的药品价格相对于城市更低一些,所以,这一时期药品保持低价和国家对农村医疗卫生机构的继续补贴,对合作医疗的低水平医疗保障的运行也产生了不可或缺的作用。

三、1981—1989 年:农村合作医疗制度基本瓦解, 农民返回自费医疗阶段

(一)概况

20 世纪 80 年代初期,伴随着农村家庭联产承包责任制的推行和集体经济组织的瓦解,农村合作医疗制度迅速衰落,这一阶段,有少量的地区继续实行合作医疗制度,大部分地区合作医疗制度濒于瓦解,形同虚设,农民又重新回到自费医疗阶段。1980 年,全国仍有 68.8% 的村有合作医疗,1985 年降为 5% ,1986 年为 5.5% ,到 1989 年实行合作医疗的村仅占全国行政村的 4.8% 。20 世纪 90 年代初期,全国仅存的合作医疗主要分布在上海和苏南地区。

(二)原因

导致合作医疗制度在农村迅速衰落的原因是多方面的:

1. 人民公社的解体、集体经济体制的瓦解,是合作医疗制度瓦解的直接原因。集体经济是改革开放前合作医疗资金的主要来源,集体经济的迅速解体使得合作医疗失去了资金筹集的制度基础,导致其急剧瓦解。

2. 合作医疗制度本身缺乏可持续性。合作医疗制度的内在运行机制存在缺陷,即使没有集体经济组织解体的冲击,这一制度迟早会破产。这主要表现为两方面:一方面,财务制度具有不可持续性,资金来源有限但是支出没有节制,这种制度设计容易引起社员产生过度消费医药服务的倾向,从而造成财务收支不抵,当集体补贴无法维持的时候,合作医疗就会垮台。另一方面,干部和社员在享受医疗保健服务中存在不平等的情况,部分社队干部及其家属不仅多拿药拿好药,过度消费医疗资源,而且对应当缴纳的医药费用带头赊账,从而伤害了社员对合作医疗制度公平性的信心,增加了从社员那里筹集资金的难度。

3. 政治原因的冲击。"文化大革命"时期合作医疗迅速确立的背后,是中央领导人的支持。当初确立时,是一哄而起,本身就有很多弊端和问题没有解决。"文化大革命"结束后,特别是改革开放以后,这种自上而下的行政强制力大大削弱,并且合作医疗一度曾被认为是"左"的产物,被当成"文革"的产物而被否定。在这种情况下,合作医疗的衰落不可避免。

4. 国家财政体制改革的影响。自 1980 年起,国家开始进行划分收支、分级包干的财政体制改革。1984 年国家设立乡级财政,全国许多省份改变了乡镇卫生院由县卫生局直接领导的体制,陆续把乡镇卫生院下放乡镇政府管理,财政支持减少,卫生院运转发生困难。1982 年,乡卫生院减少了16%,卫生院床位减少了,卫生院人员也减少了,同时随着联产承包责任制的推行,大批农村卫生室承包给乡村医生经营,据 1988 年统计,村或群众集体办的村医疗点占 35.7%,个体办的村医疗点占 45.8%,乡村医生或卫生员联合办的村医疗点占 9.8%,即 55.6% 是属于非稳定型的个体经营的村医疗点。这也是造成合作医疗迅速瓦解的一个重要原因。

四、1990—2001 年:农村合作医疗制度初步恢复阶段

20 世纪 90 年代初开始,我国政府试图恢复农村医疗保障制度,也进行了相关试点和研究工作,虽然合作医疗的覆盖率有所上升,但是农村自费医疗人群的比例仍然非常高,农村医疗保障制度仍然缺失,农民面临的医疗困境甚至比改革开放前还要严重。

(一)概况

1993 年 3 月,八届人大一次会议通过的政府报告中指出,健全农村合作医疗制度;同年 11 月,党的十四届三中全会通过的《关于建立社会主义市场经济体制若干问题的决定》中提出,要发展和完善农村合作医疗制度,中央开始重建合作医疗制度的努力。1994 年,八届人大二次会议通过的政府报告中提出,要加强农村卫生工作,采取农民自愿和互助相结合的办法,

发展农村合作医疗制度,稳定农村医务人员队伍,建立健全县、乡、村三级医疗预防保健网,逐步实现人人享有初级卫生保健的目标。1995 年,八届人大三次会议通过的政府报告中提出,落实农村初级卫生保健规划,推行多种形式的农村医疗保障制度。1996 在年的全国卫生工作会议上,江泽民同志明确指出,加强农村卫生工作,关键是发展和完善农村合作医疗制度,同年,《关于国民经济和社会发展九五计划和 2010 年远景目标纲要》中提出,重视农村医疗卫生工作,发展合作医疗,完善县、乡、村三级医疗保健网。

1997 年 1 月,中共中央、国务院颁发了《关于卫生改革与发展的决定》,明确提出积极稳妥地发展和完善合作医疗制度,合作医疗对于保证农民获得基本医疗服务,落实预防保健任务,防止因病致贫具有重要作用。举办合作医疗,要在政府的组织和领导下,坚持民办公助和自愿参加的原则,筹资以个人投入为主,集体扶持,政府适当支持。要通过宣传教育,提高农民自我保健和互助共济意识,动员农民积极参加,要因地制宜地确定合作方式、筹资标准、报销比例,逐步提高保障水平,预防保健保偿制度作为一种合作形式应继续实行。要加强合作医疗的科学管理和民主监督,使农民真正受益,力争到 2000 年在农村多数地区建立起各种形式的合作医疗制度,并逐步提高社会化程度有条件的地方可以逐步向社会医疗保险过渡。同年 5 月,国务院批转了卫生部、国家计委、财政部、农业部、民政部《关于发展和完善农村合作医疗的若干意见》,肯定了农村合作医疗制度是适合我国国情的农民医疗保障制度,此时,重建农村合作医疗制度的努力达到新的高潮。①

1997 年以后,减轻农民负担、提高农民收入成为农村的中心工作。农业部等五部委颁布的《减轻农民负担条例》中,把合作医疗项目列为收费项目,列为农民负担不允许征收,结果导致一些恢复合作医疗的试点地区,再次放弃合作医疗制度,合作医疗很少有人提起,农村合作医疗从此一蹶不振。

---

① 李明刚、李友民:《西部农村医疗保障制度的困境及可持续发展思考》,《西南民族大学学报(人文社科版)》2005 年第 8 期。

(二)与计划经济时期合作医疗制度的区别

这一时期的合作医疗制度与改革开放前的合作医疗制度有所区别,主要的不同有两个方面:

1. 改革开放前的合作医疗是以集体经济为主,政府引导和扶持,集体经济是合作医疗的主要经济来源;而恢复期的合作医疗则是以个人投入为主,集体和政府适当扶持和资助。

2. 改革开放前的合作医疗尽管因为集体经济实力的差异,其筹资水平和保障能力等不尽相同,但基本模式差别不大;而恢复期的合作医疗形式多样,各地根据实际情况,选择合作医疗的具体模式。主要有如下模式:一是初级合作医疗,俗称"保小不保大",即由个人和集体共同筹资,看病报销偏向保小病,不保大病,这种模式保障能力弱,但个人集体缴费负担较轻。二是风险型合作医疗,俗称"保大不保小",即由个人和集体共同筹资,农民患大病重病时可获得一定的经济补偿,这种模式体现了保险的风险保障功能,对保障农民身体健康和避免农民因病致贫有很好的作用,但因其享受面窄,影响了保险的吸引力。三是福利型合作医疗,俗称"保大又保小",这种模式保障程度较高,但其实施的前提条件是能筹集到相应数额的合作医疗基金,所以,只有少数经济条件较好的农村实施。四是合作医疗保险,即农民个人和集体共同筹资,以交保险费的形式交由商业保险公司管理,政府卫生部门参与引导,完全按保险原理进行运作,农民患病医疗费用由保险公司给予相应的补偿,这种模式只是在极少数地区试行。另外,有些地区还尝试了家庭储户卡和大病风险统筹相结合以及基本医疗住院风险筹资大病救助等合作医疗模式,根据不同地区的现实状况,因地制宜。

从数据上看,20 世纪 90 年代合作医疗的重建工作并没有取得实质上的成功。1993 年,实行合作医疗的行政村占全国行政村的 10% 左右,到 1997 年底,合作医疗的覆盖率占全国行政村的 17%,农村居民参加合作医疗的比例仅为 9.6%,1998 年农村居民参加合作医疗的比例为 6.5%,农村自费医疗人群仍然占据我国农村居民的绝大部分,1993 年占农村人口的

84.11%,1998 年该比例为 87.44%。

(三)原因

可以说,这一阶段国家试图恢复和重建传统的农村医疗保健制度的努力并没有取得良好的效果,总体上是失败的,主要原因有:

1. 国家有关政策之间的相互冲突。20 世纪 90 年代以来,农民收入增长缓慢,各项提留不断增加,加重了农民负担,为了减轻农民负担,国务院、农业部等出台了一系列的政策措施,在国家重建合作医疗高潮之时,农业部等五部委颁布《减轻农民负担条例》,把合作医疗项目视为交费项目,列为农民负担,不允许征收。这一政策与国家支持发展合作医疗的政策相冲突,结果导致一些恢复合作医疗的试点地区,再次放弃合作医疗制度。

2. 改革开放后集体组织经济力量的弱化和行政强制力的削弱。改革开放前,农村人民公社直接掌握和控制农村的各项资源,直接组织生产和收益分配。改革开放之后,农民拥有了自己可以长期使用的承包土地,经营自主权越来越大,集体经济在农业生产与收益分配方面的权力大大弱化,在乡镇集体企业比较发达的地区,如苏南等沿海地区,乡村组织还拥有和控制一定的集体经济,对合作医疗还有一部分投入,对村民有一定的吸引力,才使得合作医疗制度保存了下来。

20 世纪 90 年代后,随着乡镇集体企业的改制,基层社区政府控制的集体企业越来越少,对合作医疗等集体福利事业的支持力度下降,这些地区的合作医疗也出现了下降趋势,同时,改革开放前合作医疗的高覆盖率主要是行政强制力推动的。"文革"期间,各级党政机关包括生产大队把推行合作医疗制度当做一项政治任务,自上而下强制推行,因此很多合作医疗组织缺乏发展的可持续性,但在客观上,它们当时起到了非常积极的作用,为广大农民提供了基本医疗保障。改革开放以后,行政强制力大幅削弱,乡村基层组织功能弱化,合作医疗失去了重要的驱动力。

3. 农村医疗卫生体系发生了变化。医疗卫生体系已经从原先低价格水平上的运行转变成了高价格水平的运行,传统的合作医疗无法满足农民对医疗服务的需求。首先,财政体制改革使农村医疗失去了原有的国家补贴,1980 年开始,国家实行"划分收支,分级包干"的财政体制,1984 年以后,农村基层设立了乡财政,乡镇卫生院的管理下放到乡镇政府。在这种体制下,农村基层卫生机构在财政上依赖于地方政府,但是由于农村地区特别是贫困地区的县、乡经济实力有限,而地方政府的主要精力又放在发展经济上,很难顾及对农村卫生事业的投入和支持,这不仅使县、乡卫生机构运行更加困难,而且使农村卫生机构的正常运行与发展几乎全靠自身业务经费解决。农民看病失去了原有的国家补贴,加上集体经济的弱化,合作医疗制度从国家、集体、个人共同支持,变成了农民个人互助的集资医疗。其次,药价飞涨,超出农民的消费水平。20 世纪 90 年代以来,随着市场化进程的推进,国家放开了大多数药品的价格,药品价格迅速上升,由于药品流通缺乏有效监控,"药价虚高"现象十分严重。再次,公共服务开始收费,由于农村基层卫生组织大量改为民营,原来由国家、集体免费提供的免疫接种,地方病防治等公共服务开始全面收费。[①] 最后,农村医疗卫生需求产生变化。合作医疗是在"缺医少药"的背景下逐步发展起来的。随着经济的发展,农村疾病模式也发生了重大变化,大规模的传染病、地方病、流行病得到了控制,花费高昂的慢性病、老年病日益突出,有限的合作医疗资金在提供一些最基本的公共卫生项目时尚能勉强应付,但无法提供足够的医疗补偿,作用不明显,吸引力下降。所以,原来在低水平经济条件下运行的合作医疗制度,不能满足解决农民看病难的需求,因此得不到农民的普遍支持。

4. 基层组织与管理者对合作医疗的积极性下降。乡村基层政权是合作医疗的组织者与管理者,改革开放之后,乡村基层权力组织控制的集体财产减少,本身对合作医疗的支持力度下降。合作医疗实行"群众自愿参加"的原则,取消了从农民公粮款中强制提取合作医疗基金的做法,面对相当数量群众对合作医疗制度的不理解、不满意,基层干部动员群众参加合作医疗

---

① 王波、陈健生:《西部农村基本医疗保障制度面临的问题与对策》,《四川大学学报(哲学社会科学版)》2005 年第 6 期。

的难度增大,面对一家一户的农民,筹集合作医疗资金十分困难,基层干部对合作医疗的积极性也不高。继续坚持合作医疗的,除了一些集体经济相对发达的沿海地区外,其余几乎都是一些试点县,面对复杂繁重的日常工作和城镇医疗保障问题,市、县政府难以长期把合作医疗作为一项重点工作。① 乡村基层干部缺乏来自上级考核的持久动力和压力,对合作医疗的积极性自然受到影响。

五、2002年至今:新型农村合作医疗全面推广阶段

随着我国经济社会的不断发展,越来越多的人开始认识到,"三农"问题是关系党和国家全局性的根本问题。而不解决好农民的医疗保障问题,就无法实现全面建设小康社会的目标,也谈不上现代化社会的完全建立。大量的理论研究和实践经验也已表明,在农村建立新型合作医疗制度势在必行。

2002年10月,《中共中央、国务院关于进一步加强农村卫生工作的决定》明确指出:要"逐步建立以大病统筹为主的新型农村合作医疗制度","到2010年,新型农村合作医疗制度要基本覆盖农村居民","从2003年起,中央财政对中西部地区除市区以外的参加新型合作医疗的农民每年按人均10元安排合作医疗补助资金,地方财政对参加新型合作医疗的农民补助每年不低于人均10元","农民为参加合作医疗、抵御疾病风险而履行缴费义务不能视为增加农民负担"。

这是我国政府历史上第一次为解决农民的基本医疗卫生问题进行大规模的投入。② 从2003年开始,本着多方筹资、农民自愿参加的原则,新型农村合作医疗的试点地区不断增加,通过试点地区的经验总结,为新型农村合

---

① 丁少群、尹中立:《农村医疗保障:新型农村合作医疗该向何处去》,《中国卫生经济》2005年第3期。

② 张新生:《农村的社会保障与农村医疗保障的完善》,《改革与战略》2005年第4期。

作医疗在全国的全面开展创造了坚实的理论与实践基础。此后,新型农村合作医疗在全国农村全面推广,截至 2008 年底,全国已有 2279 个县(市、区)建立了新型农村合作医疗制度,参合农民 8.15 亿,参合率 91.5%,实现了农村地区全覆盖。

第二节　我国城镇医改发展概况

一、新中国城市医疗保障制度的创建

新中国的城市医疗保障体系主要是由公费医疗、劳保医疗和全民医疗保健三个方面的内容组成。其中全民保健是基础,公费医疗和劳保医疗是主体,三者相结合在相当长的时期内对中国城市居民的健康提供着保障。新中国医疗保障制度的创建,一般都是以 1951 年 2 月由当时的政务院颁布的《中华人民共和国劳动保险条例》为标志。《劳保条例》是一部主要面向企业职工即产业工人的综合性劳动保障法规,涉及养老、医疗、工伤、生育保障等多方面的内容。在《劳保条例》中关于企业职工医疗保障的规定主要是:

1. 因工负伤的员工在医疗期间工资照发,其全部诊疗费、药费、住院费、住院时的膳食与就医路费,均由企业负担。

2. 非因工受伤或生病的员工,在指定医院诊疗时所需诊疗费、手术费、住院费及普通药费均由企业负担;贵重药费、住院的膳食费及就医路费由本人负担,如本人经济状况确有困难,由劳动保险基金酌情补助。

3. 员工供养的直系亲属患病时,可在指定医院免费诊治,手术费及普通药费由企业负担二分之一,其余费用自理。

以《劳保条例》建立起的劳保医疗制度起先是以全国国有企业职工及家属为保障对象的,后来城市大集体企业和部分乡镇企业也参照国有企业建立了劳保医疗制度。截至 1956 年,全国签订劳动保险合同的职工达到

2300万人,占当年全国职工总数的94%以上,①考虑到劳保医疗是惠及职工家属的,因此可以估计当时享受劳保医疗的人数可能达到6000万。

　　虽然1951年的《劳保条例》确立了我国企业职工社会保障体系的框架结构,但它并不是一个针对医疗保障的专门性法规。1951年国家在陕北老根据地及某些民族地区试行了公费医疗预防制,不久又于第二年初将免费医疗预防办法扩大到第二次国内革命战争时的各根据地。在这些试点工作的基础上,1952年6月,政务院发布了《关于全国各级人民政府、党派、团体及所属事业单位的国家工作人员实行公费医疗预防的指示》,决定根据国家卫生人员力量与经济条件将公费医疗预防的范围,自1952年7月份起,分期推广,使全国各级人民政府、党派、工青妇等团体、各种工作队以及文化、教育、卫生、经济建设等事业单位的国家工作人员和革命残废军人得以享受公费医疗预防的待遇。这是新中国成立后第一个针对医疗保障的专门法规,由此正式确立了我国的公费医疗制度。② 同年8月卫生部经政务院批准制定发布了《国家工作人员公费医疗预防实施办法》,对享受公费医疗人员的范围,公费医疗的经费来源、管理和督导方法等作了明确具体的规定。1953年,卫生部在《关于公费医疗的几项规定》中将公费医疗的范围又扩大到大学和专科学校的学生和乡干部,1956年国务院批准了国家机关工作人员退休后继续享受公费医疗待遇,到1957年全国享受公费医疗的人员由1952年的400万增至740万。

　　不论是享受劳保医疗的企业职工及家属还是享受公费医疗待遇的国家机关在职与退休工作人员,都能在制度规定的范围内获得由国家医疗卫生部门提供的免费医疗和预防服务,而这种权利的享受基本上无需相应的义务与之挂钩,从这一角度来看,劳保医疗与公费医疗都具有明显的职工福利色彩,并非真正意义上的社会医疗保险,可以将其视为个人消费品按劳分配

---

　　① 管志文:《社会保障制度下的弱势群体保护研究》,2004年武汉大学硕士毕业论文。
　　② 刘震:《转型期我国城镇弱势群体的医疗保障制度研究》,2006年武汉科技大学硕士毕业论文。

政策的补充,此外两者都沿承了战争时期由政府和单位(以前是雇主)承担医疗保障责任的传统,在一定程度上体现了社会主义制度的优越性。不过劳保医疗和公费医疗之间还是存在着很大的差别,主要表现在两者经费来源上的不同。劳保医疗的经费直接来源于本企业的纯收入,长期以来一直由企业按照其职工工资总额的 5.5% 从企业生产成本下的福利基金中提取,职工医疗费用超支的部分由企业自己承担。由此可见,一方面,劳保医疗的经费来源于本企业劳动者新创造的价值,劳保医疗基金的提取属于国民收入的初次分配;另一方面也可以看出劳保医疗实质上是以企业为统筹单位的内部封闭运行的企业保险,充其量不过是一种企业福利,与基于大数法则、以社会为统筹面的真正意义上的社会保险相差甚远,所以劳保医疗分担疾病风险和为职工提供医疗保障的能力是十分有限的,当然在新中国成立初期整个社会医疗水平普遍很低、企业本身赡养率不高的经济条件下,这一制度还是能够良好运转的。不同于劳保医疗,公费医疗的经费来源于国家与各级政府的财政预算拨款,由各级卫生行政部门或财政部门统一管理使用,从单位"公费医疗经费"项目中开支,实行专款专用。显然,新中国的公费医疗制度是在新中国成立初期"供给制"的基础上建立起来的,其"财力"明显优于劳保医疗,也正因为如此,随着社会经济的发展和经济体制的变革,公费医疗与劳保医疗的医疗保障水平逐渐拉开了距离,即便劳保医疗是可以惠及职工家属的,但越到后期这种惠及的意义越不大。从人类社会发展的历史经验看,将两个受益程度不同的旧制度改革为一个新制度比单纯地由一个旧制度转向一个新制度难度大多了,因为涉及更复杂的利益再分配,面临更多的社会阻碍。虽然新中国成立伊始,公费医疗与劳保医疗的分别建立就注定了其后两者保障水平的差异,但是如果在利益差距还不大的时候就对之进行制度整合估计难度不会像现在这么大。不过公费医疗和劳保医疗两种制度在当时为城市居民提供医疗保障方面所起的作用却是不可忽视更不可否定的,毕竟它们使当时的大部分城市居民得到了不同程度的医疗保障。可以大致计算一下,1957 年全国城市总人口数为 9949 万人,有 740 万人口享受公费医疗,约 6000 万人口被劳保医疗所覆盖,也就是说,城市居民中有 67.7% 享有不同程度的医疗保障,这个比例就是在今天看来也是相当高的。

至于全民卫生保健制度也是新中国成立后城市医疗保障中的重要内容,但它本身不是只针对城市居民的,而是一项面向全国城乡居民的医疗保障措施,由国家和社会供款,主要是由国家卫生部门实施,通过实行全民计划免疫和对传染病、地方病等的防治以及进行妇幼保健、实施爱国卫生运动,来促进全民健康素质的提高。确切地讲,新中国成立后的全民卫生保健实际上就是公共卫生,也包括医疗救助,但是在很长一段时间全民卫生保健并没有形成规范的制度,而是由一些零散的卫生保健措施所组成,并且与我们今天所指的全民卫生保健制度不可同日而语。

二、改革开放前城市医疗保障制度的巩固与发展

在建立之初的短短几年,公费医疗制度和劳保医疗制度对保障广大城市职工、干部及家属的健康产生了积极作用,使绝大部分城市劳动人民走出了新中国成立前基本医疗无法保障的困境,体现了社会主义制度的优越性,也通过保护劳动者身体健康促进了社会经济的发展。然而很快,公费医疗制度与劳保医疗制度的不尽合理之处就在其推进过程中逐渐显现出来。首先,享受公费医疗制度的机关事业工作人员所获取的医疗保障明显优于劳保医疗制度覆盖下的企业单位职工,但在供养直系亲属方面后者优于前者,不过在当时整个社会医疗保障水平普遍偏低的情况下,在这方面两种制度的利弊可以大致抵消,不至于形成突出问题,因此,国家对此也没有过多在意;其次,随着两种制度覆盖面的不断拓宽,享受公费医疗和劳保医疗的人数不断增加,加之制度偿付机制设计的问题,导致社会医疗费用支出逐渐上升,这个问题直接影响到国家的现实经济发展,对此党中央在八大前后已经有所察觉,不得不陆续出台相关政策对刚建立不久的制度进行修补。

1957 年起国家开始了对医疗政策的收缩性调整,当年 6 月,国务院就发布了《关于取消随军家属公费医疗待遇的批复》。同年 9 月在中共八届

三中全会《关于劳动工资和劳保福利的报告》中专门就包括公费医疗制度和劳保医疗制度在内的职工福利问题作了研究,报告指出:虽然从职工劳保福利方面看新中国成立后党和政府为职工办了许多好事;但是在某些方面走得快了,某些项目办得多了,某些规定不切合实际和不够合理,与我国人口多、底子穷、广大农民生活水平还比较低的现状不相适应。新中国成立以后,职工的某些福利待遇过高一方面成为引起城市人口迅速增长和职工家属大量进城的重要原因,另一方面也助长了职工对国家的依赖心理,要求"一切由国家包下来",而不能鼓励职工群众克勤克俭、互助友爱、依靠自己力量和集体力量克服困难的精神;此外在劳保福利工作上另一个严重的缺点是项目混乱,有些制度不合理,管理不善,掌握偏松偏宽,因而造成苦乐不均和严重浪费的现象,公费医疗中的严重浪费(尤其是药品)可以充分说明这种情况。在此次会议上中央正式提出在"二五"计划内对劳保福利工作和制度进行整顿,以简化项目、加强管理、克服浪费、改进不合理的制度、适当降低过高的福利待遇。按照中共八届三中全会所提出的"劳保医疗和公费医疗实行少量收费(门诊、住院和药品),取消一切陋规(如转地治疗由医院开支路费、住院病人外出由医院开支车费等),节约经费开支"的要求,1965 年 10 月,财政部和卫生部共同发布了《关于改进公费医疗管理问题的通知》,规定"享受公费医疗待遇的人员治病的门诊挂号费和出诊费,改由个人缴纳,不得在公费医疗经费中报销","实行营养滋补药品(包括可以药用的食品)自费(除医院领导批准使用之外),以合理使用药品和节约经费开支",从而使公费医疗费用得到了一定的控制。在劳保医疗方面,政府也根据公费医疗改进的情况对之进行了调整,在 1966 年劳动部和全国总工会发布的《关于改进企业职工劳保医疗制度几个问题的通知》中规定"企业职工患病和非因工负伤所需的挂号费、出诊费以及服用营养滋补药品(包括药用食品)的费用、由职工个人负担","企业职工因工负伤或患职业病住院医疗期间的膳费,由本人负担三分之一,企业行政方面负担三分之二","按照劳动保险条例规定享受医疗待遇的职工供养直系亲属患病医疗时,除了手术费和药费仍然执行半费外,挂号费、检查费、化验费等均由个人负担",

从改进的内容来看基本上与公费医疗是相同的。

由于没有意识到制度本身的固有缺陷,因此党中央在50年代末至60年代中期对公费医疗和劳保医疗进行的小修小补式的改进,显然无法从根本上解决城市医疗保障中存在的效率缺失而平又不足的问题。表现为医疗资源浪费的效率缺失是由两种制度共有的第三方偿付机制所必然造成的共同现象;而体现在社会人群医疗保障待遇上的公平不足又是风险分散能力有限的企业自保的劳保医疗和有国家财力支撑的公费医疗并行的条件下在所难免的。虽然当时也提出过一些在那个年代看来具有创见性的政策主张,如建议取消公费医疗制度取而代之以全民劳动保险。但由于种种原因,这些政策主张最终没有得以实现,从而使得存在于公费医疗与劳保医疗中的问题积重难返,以至于影响到了今天的城市医疗保障制度改革。

20世纪60年代中期直至1979年城市医疗保障制度没有做大的改动,只是继续在控制医疗费用上面采取了一些诸如规定转诊手续、限制报销的药品等限制性的管理方式,虽然也产生了一定的效果,但仍然无法从根本上遏制医疗经费的浪费使用,只是由于当时整个国民经济发展较为缓慢,受高度集中的计划经济体制影响,医药费用本身的增长也不快,因此,问题尚不严重,但随着80年代改革开放的不断深化,原有体制下城市医疗保障制度的弊端越来越突出地显露出来,彻底变更制度的呼声也越来越高。

三、80年代至90年代中期:传统城市医疗保障制度的再修正

自20世纪50年代城市医疗保障制度建成之日起,由于基本实行免费医疗,城市公费医疗和劳保医疗开支就一直呈增长趋势,但直到80年代初,增幅并不是很大,拿全国公费医疗费用总额来看,从1957年到1980年的20多年间年平均增幅只有10%。进入到20世纪80年代以后,城市职工医疗费用增长速度才大幅提高,单是公费医疗开支一项,就从1980年的6.7亿元增加到1995年的138.1亿元,增长幅度达到大约年均200%,即便排除通货膨胀因素这一比例也是惊人的,而同期劳保医疗的费用支出增幅更快

（见图4.1）。

　　针对80年代初就已经显露出来的城市职工医疗费用开支增幅加快的
迹象,这一时期各地政府在坚持保证基本医疗、合理利用资源、努力克服浪
费的前提下,进行了一系列积极的改革探索。

（单位：亿元）

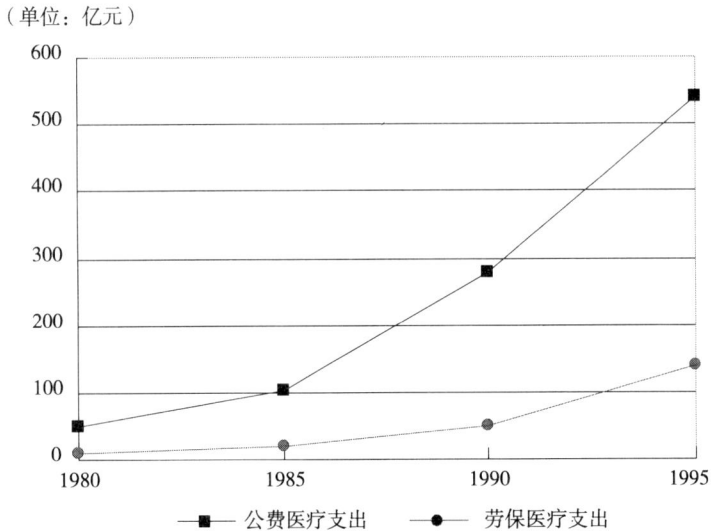

图4.1　公费与劳保医疗费用测算

　　这一阶段没有对医疗保障经费的筹措方式进行大的改变,但此时医疗
服务机构的运行和补偿机制则随着经济改革的市场化导向发生了重大变
化,一方面是医疗服务机构的自主权得到加强,另一方面医疗服务机构的经
费来自于财政拨款的比重下降而医疗服务收入(包括药品收入)比重增加,
政府对医院逐步从以预算补偿为主转向以业务补偿为主,医务人员的分配
开始与医院的收入挂钩。后一方面的变化主要源于当时整个社会经济环境
由于改革开放而发生的改变,表现为医用材料价格的逐渐放开提高了医院
的医疗成本,使医院出现严重亏损,国家在无力通过财政予以补足的情况下
只能通过采取经费包干、节余分成的体制,并在医院推行承包经营责任制的
方式让医院自行解决,其中也包括实行新项目新价格政策和药品加成政策。
由于政府预算补偿减少,为维持医院的正常运营并在新形势下尽力提高职

工待遇,医院增加业务收入的压力加大,由此导致医院通过过度使用医药资源、提供医疗服务的方式增加收入,从而成为整个社会医疗费用大幅上涨的重要原因。

正是因为这一时期的医疗费用大幅上涨既有需求推动方面的原因,也有供给方面拉动的作用,故而改革主要是分别从供需两方采取措施来控制医疗费用。其中1985年以前主要针对消费者实行费用分担;1985年则开始强调对医院进行控制,采取了一些制约供给方的措施。从总体情况来看,当时主要采取了以下几种措施:

1. 采用医疗费用定额的方法,使医疗费用适当与个人利益挂钩,一方面引入了自我保障的机制,另一方面也增强了职工的改革承受能力。例如有些地区实行门诊费用按年龄划分档次并确定定额标准,实行现金看病,每次凭处方、发票回单位报销80%,个人自付20%;住院按不同费用档次与个人挂钩,住院医药费用在200元以内,个人自付20%;201—500元,个人自付15%;501—1000元,个人自付10%;1001—2000元,个人自付5%;2000元以上,个人自付1%。此外,对高新技术和设备的检查治疗费用,也与个人挂钩,如安装心脏起搏器、器官移植等特殊治疗,其费用个人负担20%,单位负担30%,财政负担50%。还有的地区规定门诊费用(药费)每人定额30元,超支部分按工作年限规定自负部分,即:工龄在10年以下者,超支自负费用15%;10—20年者,超支自付费用10%;20—30年者,超支自负5%;30年以上者超支部分全部报销,而因病住院的工龄30年以上的费用全部报销,不满30年的职工自负费用的30%。

2. 实行门诊(小病)费用补助,住院(大病)费用统筹的管理方法。部分地区实行所有职工门诊治疗费包干使用,将国家拨款的公费医疗费的80%(每年每人90元)按职工年龄分不同档次逐月随工资补给职工,年龄大者多补,年龄小者少补,对个人实行超支不补、节余留用的原则。住院费用由国家、单位、个人统筹资金,由单位统一掌握使用,在职职工住院费用按年龄档次个人负担从10%到30%不等;或者根据住院费用总额大小,实行个人自付比例累退制。

3. 加强对公费医疗和劳保医疗的管理,管好医疗经费,控制医疗经费的不合理增长。这其中包括:完善定点医疗制度,严格执行转诊转院分级审批、住院与仪器检查以及各种报销制度;制定"公费与劳保医疗用药报销目录",对没有被列入的药品不予报销,以控制药品消耗;统一管理公费医疗经费,对单位实行包干使用,例如:河南省的部分城市试行了定额包干、少量自负、超额分担(医保办、定点医院与单位)、节余分享的办法,温州市公医办则每月把各单位的门诊经费统一核发到各定点医院,各单位向定点医院购买公费医疗记账单,职工凭记账单到定点医院就诊,而定点医院则凭记账单向单位结算,至于住院费则由公医办统一结算。

4. 加强对医院的管理,强化医院直接参与医疗经费管理的责任感,控制医疗机构过度的医疗供给,从供给方着手控制医疗费用上涨。例如改变对医院的支付方法,按人员定额标准将公费医疗和劳保医疗费用包给定点医疗单位,如果医疗单位管理有效,其节约的经费全部或大部分留归医疗单位,而超支部分则主要由医院承担,或者由财政部门在下一年度酌情扣减其医疗经费预算拨款;再比如通过实行定点医疗,将公费医疗超支与定点医院挂钩,门诊超支医院要负担5%,住院超支医院要负担超支额10%,从而促使医院加强对公费医疗的管理,起到降低公费医疗支出的"闸门"作用;还有的地区采取医院同患者及其单位的双向选择,改变以往医疗经费与医院利益分离的情况,用合同的形式来明确定点单位的责任、服务范围、质量要求、收费标准、付费方式等,通过订立合同的方式引入竞争机制,一方面控制医院的过度服务,使其自觉参与医疗经费的管理,另一方面促进医院提高医疗技术水平,改善服务。

通过上述对传统公费医疗和劳保医疗制度进行的修正,在一定程度上增强了各方费用意识,节约了开支。但是这种以限制为主的管理手段并不能完全控制医疗经费使用的浪费,也无法从根本上解决城市医疗保障覆盖面窄、保障水平低、受益不均等问题,特别是随着企业改革的深化,自负盈亏压力使作为企业福利的劳保医疗越来越难以为继,越来越要求在社会范围内分散风险,在这种形势下必须破旧立新方有走出困境的可能。因此,从上世纪80年代末期起,一些地区和行业自发组织起大病医疗统筹,开始了公费医疗和劳保医疗向社会医疗保险过渡的大胆尝试,以解决社会成员看病难和看病贵的问题。

四、1994年至1998年:新型城市医疗保障制度的试点改革

1993年中共十四届三中全会通过的《中共中央关于建立社会主义市场经济体制若干问题的决定》,正式确定了"城镇职工医疗保险金由单位和个人共同负担,实行社会统筹和个人账户相结合"的城市社会医疗保险改革方向。为此,国务院确定镇江和九江作为全国职工医疗保障改革试点城市,从1994年开始了"两江试验",成为中国城市医疗保障制度改革的真正转折点。在中央政府的支持下,镇江和九江在全市范围内建立了社会医疗保险制度。更为重要的是,"两江试验"在制度上进行了创新,把新加坡式的强制储蓄制度同德国式的社会保险制度结合起来,形成了"社会统筹与个人账户相结合"(简称"统账结合")的模式。其基本制度架构是:雇主和雇员双方以工资税的方式向医疗社会保险基金缴款,所缴纳款项以一定比例分流入两个账户,即社会统筹账户和个人账户。自此以后,各种医疗保险的改革试验在许多地方展开,到1996年试点范围又扩大到全国50多个城市和地区。"统账结合"和"公共报销"模式是所有这些试验的共同点,然而在给付结构(也就是具体报销方式,亦即何种医疗服务费用可以在哪一个账户中报销)上各地呈现很大的差异。

五、1998年至今:新型城市医疗保障制度在深化改革中不断发展

1996年底,中共中央、国务院召开全国卫生工作会议,确定了我国新时期卫生工作的大政方针,为卫生改革与发展指明了方向,会后颁布了《中共中央、国务院关于卫生改革与发展的决定》,明确提出:"'九五'期间,要在搞好试点、总结经验的基础上,基本建立起城镇职工社会医疗保险制度,积

极发展各种形式的补充医疗保险。"1998 年 11 月国务院在北京召开了全国职工医疗保险制度改革工作会议,总结了前几年各地医疗保险制度改革试点经验,决定在全国范围内进行城市职工医疗保险制度改革。同年 12 月国务院下发了《关于建立城镇职工医疗保险制度的决定》,这是中国首次提出在全国范围建立职工基本医疗保险制度,并要求用 1999 年一年的时间,初步建立社会统筹和个人账户相结合的城市基本医疗保险制度,逐步形成包括基本医疗保险、补充医疗保险、商业医疗保险和社会医疗救助等多层次的医疗保障体系,最终使全体城市劳动者都能享受到基本医疗保障。1998 年从此成为我国医疗保障制度改革的分水岭。

1998 年开始的城市医疗保障制度改革的核心是建立统账结合的基本社会医疗保险,与以往以公费医疗和劳保医疗为主体的医疗保障制度相比,其特征表现在四个方面:

1. 强调了保障的水平为保障职工的基本医疗需求,对此制度将"基本医疗"界定为使职工患病时得到经济条件允许的、适宜的医疗技术。虽然对于"基本医疗"的标准到底如何确定各方并没有统一的意见,制度也并未作出明确的规定,但将"保障基本医疗需求"作为我国城市现行医疗保险制度保障水平的目标,显然反映出政府在医疗保障问题上务实的倾向。

2. 改变以往由国家或单位包揽医疗费用的做法,规定由用人单位和职工共同缴纳基本医疗保险费,从而强调了医疗保障中个人的责任。

3. 实行统账结合的医疗保险财务机制,通过个人账户的设立从需求的角度对患者进行费用约束,不过如何划定统筹基金和个人账户的支付范围制度没有明确规定,由各地自行决定。

4. 实行广覆盖,将城市所有职工都强制性地纳入到基本医疗保险的实施范围内,实现社会成员医疗保障的公平享有,同时增强制度分散风险的能力。

然而实行社会医疗保险只是建立起了一种费用分担机制,单靠此并不能实现"用比较低廉的费用提供比较优质的医疗服务,努力满足广大人民群众基本医疗服务需求"的城市医疗保障制度改革目标,还需要依托其他措施的配合。为此,2000年,国务院决定同步推进医疗卫生体制和药品生产流通体制改革,以为患者提供及时、方便、放心、优质的医疗服务和安全有效、价格合理的药品。城市职工基本医疗保险制度、医疗卫生体制、药品生产流通体制三项改革的确定使我国的城市医疗保障制度改革进入了一个新阶段。

在推进城镇职工基本医疗保险制度建设的同时,为帮助城市贫困群众解决就医方面的困难和问题,民政部、卫生部、劳动和社会保障部和财政部于2005年2月共同发布了《关于建立城市医疗救助制度试点工作的意见》,计划从2005年开始,用两年时间在各省、自治区、直辖市部分县(市、区)进行试点,之后再用2—3年时间在全国建立起管理制度化、操作规范化的城市医疗救助制度,使我国的城市医疗保障逐步形成体系。

从1998年确定"统账结合"的城市职工医疗保险模式开始,国家原计划用一年时间即1999年底在全国范围内基本完成城市基本医疗保险制度的初步建立,在2000年的时候又将这一时限延长至2001年,但是直到2005年底,全国医疗保险参保人数也不过13709万人,虽然参保人数的增幅较快,但从相对数量来看,并没有实现预期的广覆盖,绝大部分少年儿童、相当一部分老人以及其他无法就业的人员无从进入到城市社会医疗保险制度中,而面对城市贫困居民的社会医疗救助也只是在2005年才拿出一个试点工作意见,尚未形成规范的制度,而关系全体城市居民健康状况的医疗保障体系的另一个重要内容——公共卫生也还没有建成相应的制度。2005年7月,国务院发展研究中心社会发展研究部与世界卫生组织合作完成的一份"中国医疗卫生体制改革"课题报告中得出了"医改基本不成功"的结论,引发了媒体和公众的大讨论。2006年6月,国务院决定成立由国家发展改革委、卫生部牵头,相关部门参加的深化医药卫生体制改革部标协调工作小组,负责研究提出深化医药卫生体制改革的总体思路和政策措施,这标志着新一轮医改研究制度工作正式启动。

2007年10月党的十七大报告围绕"建立基本医疗卫生制度,提高全民健康水平"进行了全面部署。将"人人享有基本医疗卫生服务"作为实现全面建设小康社会奋斗目标提出的新要求中的一项内容,将"病有所医"作为推进以改善民生为重点的社会建设中的一个重要方面。按照党的十七大精神,医改协调工作小组对医改总体方案进行了修改,形成了《关于深化医药卫生体制改革的意见》。2008 年 9 月 10 日,温家宝总理主持召开国务院常务会议,审议并原则通过了《关于深化医药卫生体制改革的意见(征求意见稿)》,并决定公开向社会征求意见。截至 2008 年 11 月 13 日,国家发展改革委网站共收到意见 26000 余条。新医改能否解决"看病难、看病贵"等难题,成为人们最关心的问题之一。

2009 年 4 月 6—7 日,《中共中央　国务院关于深化医药卫生体制改革的意见》和《医药卫生体制改革近期重点实施方案(2009—2011 年)》正式公布,新一轮医改扬帆起航。关于新医改方案的具体内容,详见下一节。

第三节　覆盖城乡居民的基本医疗卫生制度的初步建立

如今,新医改方案已经步入我们的生活,它明确了今后 3 年的阶段性工作目标:到 2011 年,基本医疗保障制度全面覆盖城乡居民,基本医疗卫生可及性和服务水平明显提高,居民就医费用负担明显减轻,看病难、看病贵问题明显缓解。

一、基本医疗卫生制度覆盖城乡居民

作为指导今后医改方向的《中共中央国务院关于深化医药卫生体制改革的意见》,其主要目的是建立覆盖城乡居民的公共卫生服务体系、医疗服务体系、医疗保障体系、药品供应保障体系四位一体的基本医疗卫生制度。四大体系相辅相成,配套建设,协调发展。

（一）全面加强公共卫生服务体系建设

建立健全疾病预防控制、健康教育、妇幼保健、精神卫生、应急救治、采供血、卫生监督和计划生育等专业公共卫生服务网络,并完善以基层医疗卫生服务网络为基础的医疗服务体系的公共卫生服务功能,建立分工明确、信息互通、资源共享、协调互动的公共卫生服务体系,提高公共卫生服务能力和突发公共卫生事件应急处置能力,促进城乡居民逐步享有均等化的基本公共卫生服务。

确定公共卫生服务范围。明确国家公共卫生服务项目,逐步增加服务内容,细化服务和考核标准。鼓励地方政府根据当地经济水平和突出的公共卫生问题,在中央规定服务项目的基础上增加公共卫生服务内容。

完善公共卫生服务体系。进一步明确公共卫生服务体系的职能、目标和任务,优化人员和设备配置,探索整合公共卫生服务资源的有效形式。完善重大疾病防控体系和突发公共卫生事件应急机制,加强对严重威胁人民健康的传染病、地方病、职业病和慢性病等疾病的预防控制和监测。加强城乡急救体系建设。

加强健康促进与教育。医疗卫生机构及机关、学校、社区、企业等要大力开展健康教育,倡导健康文明的生活方式,利用广播、电视、网络、报刊杂志等媒体,加强健康、医药卫生知识的传播,促进公众合理营养,提高广大人民群众的健康意识和自我保健能力。

深入开展爱国卫生运动。将农村环境卫生与环境污染治理纳入社会主义新农村建设规划,推动卫生城市和文明村镇建设,不断改善城乡居民的生活、工作等方面的卫生环境。

加强卫生监督服务。大力促进环境卫生、食品卫生、职业卫生、学校卫生和农民工卫生工作。

（二）进一步完善医疗服务体系

坚持非营利性医疗机构为主体、营利性医疗机构为补充,公立医疗机构为主导、非公立医疗机构共同发展的办医原则,建设结构合理、分工明确、防治结合、技术适宜、运转有序,包括覆盖城乡的基层医疗卫生服务网络和各类医院在内的医疗服务体系。

大力发展农村医疗卫生服务体系。加快建立健全以县级医院为龙头、乡镇卫生院为骨干、村卫生室为基础的农村三级医疗卫生服务网络。县级医院作为县域内的医疗卫生中心,主要负责以住院为主的基本医疗服务及危重急症病人的抢救,并承担对乡村卫生机构的业务技术指导和乡村卫生人员的进修培训;乡镇卫生院负责提供公共卫生服务和常见病、多发病的诊疗等综合服务,并承担对村卫生室的业务管理和技术指导等工作;村卫生室承担行政村的公共卫生服务及一般疾病的诊治等工作。有条件的农村可以实行乡村一体化管理。加快实施农村卫生服务体系建设与发展规划,积极推进农村医疗卫生基础设施和能力建设,政府重点办好县级医院并在每个乡镇办好一所卫生院,采取多种形式支持村卫生室建设,大力改善农村医疗卫生条件,提高医疗卫生服务质量。

完善以社区卫生服务为基础的新型城市医疗卫生服务体系。大力发展社区卫生服务,加快建设以社区卫生服务中心为主体的城市社区卫生服务网络,完善社区卫生服务功能,以维护社区居民健康为中心,提供疾病预防控制等公共卫生服务和一般常见病、多发病、慢性病的初级诊疗服务。转变社区卫生服务模式,坚持主动服务、上门服务,逐步承担起居民健康"守门人"的职责。

健全各类医院的功能和职责。优化医院布局和结构,充分发挥城市医院在急危重症和疑难病症的诊疗、医学教育和科研、指导和培训基层卫生人员等方面的骨干作用。有条件的大医院按照区域卫生规划要求,可以通过托管、重组等方式促进医疗资源合理流动。

建立城市医院与社区卫生服务机构的分工协作机制。城市医院通过技术支持、人员培训等方式,带动社区卫生健康持续发展。同时,采取改善服务能力、降低收费标准、提高报销比例等综合措施,引导一般诊疗下沉到基层,逐步实现社区首诊、分级医疗和双向转诊。整合城市卫生资源,充分利用城市现有一、二级医院及国有企事业所属医疗机构等基层医疗资源,发展和完善社区卫生服务网络。

充分发挥包括民族医药在内的中医药在疾病预防控制、应对突发公共卫生事件、医疗服务中的作用。加强中医临床研究基地和中医院建设,组织开展中医药防治疑难疾病的联合攻关,在医疗卫生机构中大力推广中医药适宜技术。创造良好的政策环境,扶持中医药发展,促进中医药继承和创新。

建立城市医院对口支援农村医疗卫生工作的制度。发达地区要加强对口支援贫困地区和少数民族地区发展医疗卫生事业。城市大医院要与贫困地区和少数民族地区的县级医院建立长期稳定的对口支援和合作制度,采取临床服务、人员培训、技术指导、设备支援等方式,帮助其提高医疗水平和服务能力。

(三)加快建设医疗保障体系

加快建立和完善以基本医疗保障为主体,其他多种形式补充医疗保险和商业健康保险为补充,覆盖城乡居民的多层次医疗保障体系。

建立覆盖城乡居民的基本医疗保障体系。城镇职工基本医疗保险、城镇居民基本医疗保险、新型农村合作医疗和城乡医疗救助共同组成基本医疗保障体系,分别覆盖城镇就业人口、城镇非就业人口、农村人口和城乡困难人群。坚持广覆盖、保基本、可持续的原则,从重点保障大病起步,逐步向门诊小病延伸,提高保障水平。建立国家、单位、家庭和个人责任明确、分担合理的多渠道筹资机制,实现社会互助共济。随着经济社会发展,逐步提高筹资水平和统筹层次,缩小保障水平差距,最终实现制度框架的基本统一。进一步完善城镇职工基本医疗保险制度,加快覆盖就业人口,重点解决国有关闭破产企业、困难企业等职工和退休人员以及混合所有制、非公有制经济组织从业人员和灵活就业人员的医疗保险问题;加快推进城镇居民基本医疗保险试点,2009 年全面推开,重视解决老人和儿童的基本医疗保险问题;全面实施新型农村合作医疗制度,逐步提高政府补助水平,适当增加农民缴费,提高保障能力。完善城乡医疗救助制度。对困难人群参保及其难以负担的医疗费用提供补助,筑牢医疗保障底线。有条件的地区要采取多种方式积极探索建立城乡一体化的基本医疗保障管理体系。

鼓励工会等社会团体开展多种形式的医疗互助活动。鼓励和引导各类公益性组织发展社会慈善医疗救助。

做好城镇职工基本医疗保险制度、城镇居民基本医疗保险制度、新型农村合作医疗制度和城乡医疗救助制度之间的衔接,妥善解决农民工基本医疗保险问题。签订劳动合同并与企业建立稳定劳动关系的农民工,要按照国家规定明确用人单位缴费责任,将其纳入城镇职工基本医疗保险制度;其他农民工根据实际情况,参加户籍所在地新型农村合作医疗或务工所在地城镇居民基本医疗保险。积极做好农民工医保关系接续、异地就医和费用结算服务等政策衔接。

积极发展商业健康保险。鼓励商业保险机构开发适应不同需要的健康保险产品,简化理赔手续,方便群众,满足多样化的健康需求。鼓励企业和个人通过参加商业保险及多种形式的补充保险解决基本医疗保障之外的需求。继续探索商业保险机构参与新型农村合作医疗等经办管理的方式。

二、新医改价值取向呈现多元趋势

(一)核心改革确立时间表

根据新医改方案,从 2009 年到 2011 年,我国将重点抓好基本医疗保障制度等五项改革。

1. 加快推进基本医疗保障制度建设。3 年内使城镇职工和居民基本医疗保险及新型农村合作医疗参保率提高到 90% 以上。2010 年,对城镇居民医保和新农合的补助标准提高到每人每年 120 元,并适当提高个人缴费标准,提高报销比例和支付限额。

2. 初步建立国家基本药物制度。建立科学合理的基本药物目录遴选调整管理机制和供应保障体系,将基本药物全部纳入医保药品报销目录。

3. 健全基层医疗卫生服务体系。重点加强县级医院(含中医院)、乡镇卫生院、边远地区村卫生室和困难地区城市社区卫生服务中心建设。

4. 促进基本公共卫生服务逐步均等化。制定并实施国家基本公共卫生服务项目,从 2009 年开始,逐步在全国建立统一的居民健康档案。增加公共卫生服务项目,提高经费标准。充分发挥中医药作用。

5. 推进公立医院改革,今年开始试点,2011 年逐步推开。改革公立医院管理体制和运行、监管机制,提高公立医疗机构服务水平。推进公立医院补偿机制改革。加快形成多元化办医格局。

初步测算,3 年内各级政府预计投入 8500 亿元。推进五项改革,旨在落实医疗卫生事业的公益性质,把基本医疗卫生制度作为公共产品向全民提供,努力实现人人享有基本医疗卫生服务,并为全面实现新医改方案确定的目标创造条件,奠定基础。政府部门还确定,医药卫生体制改革涉及面广,情况复杂,政策性强,一些重大改革要先行试点,稳步推进,在实践中积累经验。

(二)公立医院改革回归公益

看病贵,很重要的一个原因是医药不分家,医院的人力资源维护成本、医疗资源维护成本很大程度上依赖于销售药品的利润。于是,药价就容易出现虚高的"症状"。新医改方案将公立医院的改革纳入试点计划中,并将在 2011 年逐步推开。方案还明确政府、社会与个人的投入责任,确立政府在提供公共卫生和基本医疗服务中的主导地位。公共卫生服务主要通过政府筹资,向城乡居民均等化提供。基本医疗服务由政府、社会和个人三方合理分担费用。

(三)国家基本药物制度将"上岗"

在新医改方案中,国家基本药物制度是建立健全药品供应保障体系的核心内容。中央政府统一制定和发布国家基本药物目录,按照防治必需、安全有效、价格合理、使用方便、中西药并重的原则,结合我国用药特点,参照国际经验,合理确定我国基本药物品种和数量。以建立国家基本药物制度为基础,以培育具有国际竞争力的医药产业、提高药品生产流通企业集中度、规范药品生产流通秩序、完善药品价格形成机制、加强政府监管为主要内容,建设规范化、集约化的药品供应保障体系,不断完善执业药师制度,保障人民群众安全用药。

在基本药物目录公布的同时,国家将制定每种基本药物的零售指导价,同时要求各省级人民政府建立基本药物的生产供应保障体系,确定本地区的统一采购价格,对基本药物实行招标采购、统一配送,以减少中间环节,保障群众用上价格合理的基本药物。各省级政府须规范基本药物的临床使用,城乡基层医疗卫生机构全部配备和使用基本药物,其他各类医疗机构要将基本药物作为首选药物并确定使用比例。基本药物全部纳入基本医疗保障报销目录,报销比例明显高于非基本药物。

(四)医疗卫生信息系统凸显重要性

在全国建立格式、内容相对统一的信息化居民健康档案,将能够确保居民的健康信息。跟人流动,在异地工作居住时,依然能够享受到由政府提供的基本公共卫生服务。国家的基本公共卫生服务项目将包括疾病预防、免疫接种、妇幼保健、健康教育、职业卫生、精神疾病管理治疗等内容,由城市的社区卫生服务中心(站)、乡镇卫生院和村级卫生室(所)向辖区内所有居民均等提供。国家还将加强对边远、贫困和流动人口等特殊人群的卫生经费投入和服务,逐步缩小城乡居民基本公共卫生服务差距。

(五)价值取向的多元趋势

1. 政府主导是重要的一元

新医改方案确立了"政府主导"的原则,中央政府和地方政府都要大幅度增加卫生投入。公共卫生服务主要通过政府筹资,向城乡居民提供均等服务。基本医疗服务则由政府、社会和个人三方合理分担费用。政府应有计划地逐步提高对医疗卫生总费用投入的比例,同时应合理划分中央和地方政府卫生投入的责任,调整中央转移性支付的结构,缩小地区之间、城乡之间的差距,加强支付的能力与力度。政府新增卫生投入的重点放在公共卫生、农村卫生、城市社区卫生和城乡居民基本医疗保障的同时,也应增加财政补贴适当提高医疗服务价格,以弥补医院由于逐步取消"以药补医"机制而减少的药品收入,完善公立医院的补偿机制,保障公立医院稳定运转。政府应依靠县级以下医疗机构、社区卫生服务中心、专科医院(传染病院、精神病院、妇产医院、儿童医院)来保证基本医疗。这些医院应以政府投入为主,建立适宜基本医疗服务项目目录,提供所需药品和诊疗手段的基本医疗服务包,满足全体公民的基本健康需要,体现医疗的普遍性、福利性及社会性。

2. 市场导向是不能回避的一元

引进市场机制,吸引社会资金的进入,形成合理竞争的机制,这是今后我国医疗卫生体制改革的一个重要方面。我国医改之所以会形成今天这样的困局,主要是医疗服务市场化、商品化引起的。通过"市场化"发展起来的优势医疗资源向大城市、大医院和特殊人群集中,普通群众看病贵的问题显得格外突出。医疗领域不能走全面推向"市场化"之路,但必须通过"市场化"进行必要的调整与补充。对市属以上大型或特大型医疗机构可以进行市场运作,通过国有控股与多方参股、民资或外资进入等途径,鼓励他们提供高端医疗服务及特殊服务,满足特需人群的需求,使之体现市场化与商业化。公立医院与非公立医院要有一定的比例加以控制,形成公立医院为主体、社会资本参与的相互促进与共同发展的医疗卫生服务体制。

3. 多元化与多渠道筹资

新医改方案强调坚持公益性质,强化政府责任。现阶段,要求政府拿出大量的资金又是不现实的。因此,要鼓励社会力量共同参与,多方面、多渠道、多途径筹集资金,建立多层次的医疗保障体系。一是要建立全民医疗保障体系,优先完善基本医疗保障。中央政府和地方政府要加大投入,建立全民医保。医保筹资必须由政府主导,逐步建立一个更加完善的、兼顾效率与公平的、覆盖城乡居民的医疗保险制度,保证城乡居民的基本医疗需求,体现医疗保险制度的共济性和权利与义务对等的特性。二是对营利性、非营利性这两种不同类型的医疗机构,政府应实施不同的管理模式,并进行严格的监督管理。医疗服务价格可实行政府调控和市场相结合,非营利性医院可享受补贴等优惠政策。三是特需医疗服务由个人付费或通过商业健康保险支付。

第四节　当前我国医疗保障制度存在的主要问题

新医改方案的通过,为我们的医疗保障制度的健全完善提供了明确的方向,然而方案的实施还需要方方面面的共同努力,也不是一朝一夕就能取得成功的,此外,新医改方案并非"万应灵丹",对于当前我国医疗保障制度中存在的很多问题,也需要在探索、研究中不断加以解决。因此,认真分析、总结当前我国医疗保障制度中存在的问题,将是我们贯彻好、落实好新医改方案的重要基础。

一、当前我国医疗保障制度存在的主要问题

新医改方案的通过,无疑表明原有的医疗保障制度已经问题多多,不再适合我国经济社会发展的需要了。这些问题主要体现为:

1. 由于企业规模不同、效益不同、职工队伍年龄结构和健康状况不同,医疗费用的负担很不均衡;医疗经费来源无保证,财政对公费医疗拨款数额与实际支出的数额相差甚大,难以弥补巨额超支。许多劳保医疗企业常因经济效益普遍不佳而名存实亡。因看不起病、报不了账而上访、告状者屡见不鲜,风波迭起,不利于社会安定。

2. 国家和企业包揽过多,医疗费用攀升,各级财政难以承受,企事业单位不堪重负。据统计,全国职工医疗费用1978年为27亿,到1995年增至653亿元,1997年超过773亿元,比1978年增加了28倍,年递增19%,而同

期国家财政收入只不过增加了 6.6 倍,年递增 11%,这一增长幅度显然已非国家和企业所能承受。这种制度性原因导致的医疗费用不合理支出越来越多,企业和国家的负担越来越重,最终使国家、企业和职工都受到损害。

3. 由于缺乏必要的约束机制和合理的激励机制,医疗机构和患者在利益驱动下都来吃公费劳保医疗这一块"唐僧肉",使医疗成本上升,效率低,浪费严重。据有关部门调查分析,医疗费用的不合理支出占 20% 至 30%。

4. 覆盖面窄,非公有制企业职工没有纳入医疗保障体系,得不到基本医疗保障。因此,存在"双轨制"、"搭便车"行为大行其道,使公费劳保医疗成了无底洞。加上疾病模式的转化、人口年龄的老化、药品价格的上涨和检测手段的更新所致费用增加等客观因素,使医疗费用更加捉襟见肘。基于国家干预与市场调控医疗服务和保险市场是一个非常特殊的市场。由于医疗产品的异质性以及医患双方信息不对称,医疗消费的数量和质量不是供求双方竞争的结果,而是主要取决于供方。按照福利经济学的观点,不可能达到需方边际效用和供方边际成本相等的交换均衡点,资源配置非最优。

5. 农民医疗负担加重与收入增长缓慢之间的矛盾。农民的医疗费用过快增长、负担加重,已经超越了农民增收的承受能力,这已经成为不争的事实。这是一个总体判断。具体到地区之间,矛盾和差异更大。2000 年,我国东部地区 12 个省(市、区)农民小康水平的实现程度为 97%,基本达到了小康水平;中部地区 9 个省(区)农村小康水平的实现程度只有 1 个达到 90% 以上,整体上还处于从温饱到小康的转变之中;西部地区 10 个省(市、区)农民的小康水平的实现程度仅为 68%,距离小康的目标还有近 1/3 的路程。

据有关资料显示,如果按照人均 625 元的标准计算,我国农村人口还有 3290 万人处于绝对贫困状态;如果把标准提高 200 元,则进入绝对贫困状态的农村人口将达到 9000 万以上。除了贫困人口之外,在已经脱贫的人口中,我国还有近 2 亿农村人口的年人均收入大致为 750—850 元,比贫困人口的收入高不了多少,他们属于农村"贫困人口"。同时,农民收入增长缓慢甚至呈现下降的趋势,从 20 世纪 90 年代的中后期开始,表现得较为突出。据中国社会学会会长陆学艺的统计:1977—1984 年农民人均纯收入年均增长 15.1%;1985—1988 年均增长幅度下降为 5.1%;1989—1991 年只有 1.7%;1992—1996 年因国家大幅度提高农产品的收购价格,收入又有所提高;1997—2002 年农产品的总量基本保持稳定,但其市场价格却下降了30% 以上,农民依靠纯农产品获得的收入日趋减少。

农民收入增长缓慢的原因很多,有历史的原因,也有现实的问题。新中国成立后我国重工轻农的政策使我国形成了二元格局的经济社会结构,也使我国的财力、物力、人力都大部分集中在城市和工业上,而农村、农业却因缺乏资金,基础设施投入不足,生产条件和技术装备比较落后,增长速度明显落后于城市和工业的发展速度。并且,二元的社会结构和严格的户籍制度,严格限制了农村剩余劳动力的转移就业。现在虽然放松了人员流动的管制,但由于近几年城市国有企业改革,有许多城镇职工需要下岗分流。在城镇职工就业不足的情况下,又出现了限制农民进城打工的现象,使得农民外出打工的机会和收入在减少。农民的自身素质不高,也是农民收入增长缓慢的重要原因之一。我国农民的知识文化水平不高,科技素质低,科技对农业的转化和贡献率也很低,农民无法依靠科技来增加自己的收入。另外一个重要原因是农民的负担太重。由于乡村机构庞大,支出压力大,又缺乏稳定可靠的收入来源,不得不向农民"伸手要钱",乱收费的现象屡禁不止。此外,农民土地资源有限,加之农产品的高成本、低价格,也都直接影响着农民的增收。

如果从恩格尔系数指标来分析,我国大部分农民还处在温饱阶段。恩格尔系数是根据德国统计学家恩格尔定律得出的比例数。恩格尔定律的内容是:随着家庭和个人收入的增加,收入中用于食品方面的支出比例将逐渐减少。它是用食品支出占消费总支出的比例来表示的。根据联合国粮农组织提出的标准,恩格尔系数在 59% 以上为贫困,50%—59% 为温饱,40%—50% 为小康,30%—40% 为富裕,低于 30% 为最富裕。1999 年,我国农村居民的恩格尔系数为 52.6%,仅相当于城镇居民 20 世纪 80 年代中期的水平。这主要是由于农民的各种负担太重,可支配收入太少。在可支配收入少的情况下,消费支出就会以衣、食等生活必需品为主,先解决最基本的生活消费问题。而在耐用品以及实物商品以外的文化、教育、卫生和服务等方面的消费就会相对较低。在新时期里,建立农村医疗保障制度,一方面,可以减少农民因穷无钱看病的现象,防止因病致贫、因病返贫的过多发生;另一方面,农民又因有了医疗保障,增加可支配收入,用于其他消费。当然,农民收入水平低、增收缓慢,也在一定程度上影响和制约着农村医疗保障能力的提高。

6. 城乡二元结构之间的矛盾

(1)经济结构的二元化

二元经济结构是发展中国家经济发展过程中存在的一个普遍现象,[1]即发展中国家的经济包括"现代的"与"传统的"两个部门,现代部门依靠自身的高额利润和资本积累,从传统部门获得劳动剩余并取得不断发展;现代城市工业发展起来以后,在市场经济调节下,不断通过对传统农业部门的影响,促使传统部门向现代化部门转化,最终实现二元经济结构的一元化和国民经济的现代化。在这种二元经济理论的影响下,大多数发展中国家采取了牺牲农业,片面追求城市工业增长的战略。这样的发展模式是二元经济结构和二元利益结构的结合物,从而形成了发展中国家常见的一种现象——城市偏向。这种偏向的主要特征是:

①实行抬高工业品对农产品比价的政策,以此使农业剩余转移到工业中。

②投资的分配是不均衡的,大都集中于城市和工业。

③所有的政府诱导(如税收等)都是刺激和鼓励在工业中而不是在农业中创办企业。

④为了赚取外汇、促进工业品进口和工业积累,而规定农产品低于市场的出口价格,减少了由农业出口获得的国内货币。

---

[1]　王瑶、马颖、江启成:《我国城镇医疗保障制度的进程、问题及对策》,《中国初级卫生保健》2005 年第 2 期。

⑤对一些工业实行关税和配额保护,使农民获得的生产资料和消费品的价格过高。

⑥城市居民比农民享受更多的教育、卫生、文化及交通服务等。

由于特殊的政治经济条件,我国走的是一条与众不同的工业化道路,即在高度集中的计划经济体制下,政府用行政干预手段将城乡分开。国家通过对农村产品市场的垄断,利用工农业产品的价格剪刀差,将大量的农业剩余转移到工业部,以牺牲农民利益为代价实现国家的工业化。结果过多地牺牲了农民的利益,大大削弱了农业资本积累、技术革新的实力,窒息了农业的发展后劲。据统计,1952—1990年,我国农业为工业提供的剩余积累额总计11594.14亿元,平均每年300亿元,其中75.1%来自剪刀差。然而,工业化的收益几乎为城市居民所垄断,即使投资于农业水利方面,其中很大一部分还是解决城市和工业用水问题,农村为国家提供积累的相当一部分直接转化为居民的福利,国家资源分配的不平等,使农业在为国家提供积累而承受重负的同时失去了自身发展的机会。虽然改革开放后,政府对这一非均衡发展模式进行了一些调整,但是并没从根本上改变其性质。农民问题,曾经是中国革命的根本问题,现在又是中国经济发展和现代化建设的关键问题。尽管中国的改革是从农村开始的,并且30多年来农村改革取得了长足的发展,但是,随着中国现代化进程的加快,一度缩小的城乡差距越来越大,农民问题却越来越突出,越来越严重。人们已经认识到,农民问题解决不好,将会影响到我国经济的发展和整个现代化的进程。在农民的所有问题中,农民的社会保障问题,特别是医疗保障问题举足轻重,正在也将继续影响着农村政治、经济和社会的可持续发展。

(2)医疗保障的二元化

在特殊的重城轻乡制度背景和挖农补工的非均衡发展战略影响下,与城乡二元化的经济结构相适应,中国出现了城乡二元化的医疗卫生保障制度。简言之,我国在城市和农村实行两种不同的医疗制度,城镇居民可以享受有保障的医疗制度,农村居民则不能享受医疗保障而实行自费医疗制度。

我国传统的农村合作医疗制度,是农村居民在没有政府资助情况下的一种互助共济制度。从某种意义上说,它是一种农民自费医疗制度,明显不同于城市居民的医疗保障制度。这种城乡二元化的医疗保障制度,使得城市居民和农村居民享受到的医疗保障利益差别很大,城乡劳动者的医疗保障待遇很不平等;城乡卫生资源配置不合理,农村的医疗可及性差;政府卫生经费投入严重偏向城市,农村卫生投入中,除人力资源的投入外,其他方面投入极低,且人力资源所占的比重越来越大;农村实行家庭联产承包责任制以后,合作医疗制度解体,绝大部分的农村居民没有任何形式的医疗保险,完全靠自费医疗;不同的收入水平享受统一的医疗市场,城乡居民实际人均收入差距接近 6 倍,但医疗市场却是统一的,医药价格和医疗的价格是根据城市的标准制定的。也就是说,实际收入仅仅相当于城市居民 1/6 的农民,要按照以城市为标准形成的价格支付医疗费用。这对于没有任何医疗保障的农村居民来说,形成了医疗保障的二元化。

　　7. 加快工业化与完善医疗保障体系之间的矛盾

　　我国与所有的发展中国家一样,因经济发展较落后而缺乏健全的医疗保障体系,在社会经济转型过程中,有限资源如何在加快工业化与完善医疗保障体系两者中进行有效分配是一大问题,也成为一个制约经济可持续发展的瓶颈。如果只重视经济发展,一味加大对工业化的资金投入力度,势必会减少对医疗卫生的投入,而落后的医疗保障体系会激化社会矛盾,加大社会的不稳定性,影响经济的可持续发展。可以说,经济发展与医疗保障之间既互相促进又互相制约,经济发展决定着医疗保障的发展,也在一定程度上受医疗保障发展的制约;而医疗保障亦反过来促进或制约着经济发展。因此,处理好经济发展与医疗社会保障之间的关系,在两者之间合理分配有限的资源以寻求平衡,对于发展中国家来说是至关重要的,同时也是一个不得不面对的难题。

　　中国在经济发展与医疗卫生之间分配有限的资源时,更是捉襟见肘。以经济建设为中心是我国当前的第一要务,从社会经济开始转型以来,国家财政支出倾斜于基本建设支出,而略轻于医疗卫生支出。从表 4.2 的数据来看,历年来,基本建设支出在国家财政支出中所占的比例要远远高于医疗卫生支出。于是,我国的医疗保障体系在社会经济转型过程中出现了一系列的问题,社会矛盾日益激增。近年来我国政府开始重视民生建设,加大医疗卫生支出,其在国家财政支出中所占比例逐年提高。中国政府有史以来最大规模的民生建设已经启动,2009 年中央财政安排医疗卫生支出1180.56 亿元,增长 38.2%。支持深化医药卫生体制改革。

表 4.2　中国 1997—2006 年医疗卫生支出与基本建设财政支出对比

单位:亿元

年　份	财政总支出	医疗卫生支出	医疗卫生支出所占比例(%)	基本建设支出	基本建设支出所占比例(%)
1997	9233.56	522.10	5.65	1019.5	11.04
1998	10798.18	587.20	5.44	1387.74	12.85
1999	13187.67	640.90	4.86	2116.57	16.05
2000	15886.50	709.50	4.47	2094.89	13.19
2001	18902.58	800.60	4.24	2510.64	13.28
2002	22053.15	908.50	4.12	3142.98	14.25
2003	24649.95	1116.90	4.53	3429.30	13.91
2004	28486.89	1293.60	4.54	3437.50	12.07
2005	33930.28	1552.50	4.58	4041.34	11.91
2006	40422.73	1421.22	3.52	4390.38	10.86

资料来源:《中国统计年鉴》(2007)。

第五章
国际医疗保障制度
模式与个案分析

我国新医改方案的制定是在认真分析医改现状、深入总结历史经验、借鉴国外有益成果的基础上，集思广益形成的。其中，许多国家建立的各具特色、卓有成效的医疗保障制度，为我们的新医改提供了"他山之石"的借鉴作用。新医改的实施将是一个长期的过程，还会遇到各种新情况、新问题，因此，深入研究分析国外成熟的医疗保障制度的特点、长处及运行机制，对于我们深入推进新医改无疑具有重要的意义和参考价值。

第一节　国际医疗保障制度模式分析

迄今为止，世界上已有110多个国家建立了医疗保障制度，目前主要有四种模式：（1）德国、法国、日本、韩国等国实行的社会医疗保险模式。主要特点是国家强制推行，资金由雇主与雇员双方或由政府、雇主和雇员三方负担，建立医疗保险基金，参保者享受基本医疗保险，个人自负一定比例。（2）英国、意大利、澳大利亚、加拿大、印度等国实行的全民免费医疗制度。（3）新加坡、马来西亚等国实行的储蓄积累型医疗保险制度。主要特点是国家强制推行,资金由雇主与雇员共同负担,为雇员建立专门医疗账户,以个人"纵向"调剂为主,即年轻时为年老时积累医疗资金。(4)以美国为代表的市场主导模式,人们主要通过商业健康保险获得医疗保障,政府仅负责老人、低收入者和残疾人等特殊人群的医疗保障。

各国的医疗保障制度虽然不同,但都可以从这几种模式中找到渊源和相似之处。每个国家的医疗保障制度体系往往可以看做是按照不同国情对不同模式所进行的有机结合。

一、四种模式的具体分析

(一)社会医疗保险模式

1. 德国

德国是世界上第一个建立医疗保险制度的国家。其医疗保险基金实行社会统筹、互助共济,主要由雇主和雇员缴纳,政府酌情补贴。目前,世界上有上百个国家采取这种模式。

德国社会医疗保险模式的特点是:

(1)保险金是按收入的一定比例进行征收,而保险金的再分配与被保险者所缴纳保险费的多少无关,因此,无论收入多少都得到治疗。参保人的配偶和子女可不付保险费而同样享受医疗保险待遇。

(2)劳动者、企业主、国家一起筹集保险金,体现了企业向家庭、资本家向工人的所得转移。

(3)在保险金的使用上,是由发病率低向发病率高的地区的所得转移。

(4)对于月收入低于一定数额的工人,保险费全部由雇主承担,失业者的医疗保险金大部分由劳动部门负担。18岁以下无收入者以及家庭收入低于一定数额的,可以免交某些项目的自付费用。

德国没有统一的医疗保险经办机构,而是以区域和行业划分为7类组织,各医疗保险组织由职工和雇主代表组成的代表委员会实行自主管理,合理利用医疗保险基金,因而其浪费、滥用现象较少。但这种医疗保险模式也有很大的局限,即它不能控制外在经济环境,尤其是缺乏弹性的医疗市场。一旦外在经济环境不能保持稳定的状态,医疗通货膨胀是不可避免的。

德国社会医疗保险系统的突出特点是组织多元化,市场竞争机制强。政府不直接参与社会医疗保险的管理,只是制定强有力的法律框架,通过一些部门进行宏观调控。其社会医疗保险系统的组织基础是疾病基金会。疾病基金会由私人部门经营,受理事会管理,属于自我经营、独立核算的非盈利性组织。疾病基金会的数量很多,覆盖了90%的人口,每个基金会或负责某一地区、或负责一些特定的职业人群。在德国,每个人都有权加入社会保险系统,可以自由选择保险组织及医疗服务的提供者,其家属自动享有社会医疗保险。疾病基金会和代理基金会的经营,包括效益核算、受理保险业务和补偿费用等,一直受到联邦法令的严格控制。

2. 日本

日本实行的是强制性全民医疗保险制度,政府规定居民必须全部参加医疗保险,并按不同的职业分别纳入不同医疗保险组织。日本的医疗保险制度分为“雇员医疗保险”和“国民医疗保险”两大类。国民医疗保险主要针对未加入雇员医疗保险的人开办的,包括农业劳动者、个体经营者、木工、医师等。国民医疗保险是依据国民医疗保险法实施的,该法于1958年12月通过,1959年1月正式实施。日本农民医疗保险制度的建立早于其国民年金保险(1961年4月施行)十多年。

日本农村医疗保障制度的主要特点是:

(1)先立法后实施,强调政府和其他社会团体在农村医疗保障中的责任。

(2)农村医疗保障组织具有自上而下官方主导性质,农村医疗保障与城市一样都由政府出面组织主办,政府承担农村医疗保障制度的全部管理费用以及补助医疗保险基金的大部分费用。

(3)坚持城乡社会保障的统筹发展,社会保障水平在城乡间的差距不断缩小,从某种程度上实现了社会保障的城乡平等化。

(4)日本农村社会保障制度的产生,一方面来自代表资本利益的国家方面的政治上的考虑,另一方面则是由于农民、农村社会生活的变化所决定的。

(二)全民保险模式

该种模式的特点是:政府直接管理医疗保险事业。政府收税后拨款给公立医院,医院直接向居民提供免费(或低价收费)服务。这种面向全民的医疗保险模式最大的优点是国家的介入。由于政府是最大的雇主及服务买家,所以,从理论上讲在控制成本方面有着很大的优势。但从实际上看,这种模式面临着沉重的财政支出、服务的短缺、公共医院的官僚主义作风、医生缺乏成本意识导致的严重浪费等问题。

1. 英国

英国是实行国民健康保险制度(NHS)的创始国,是世界上第一个实行全民医疗的国家。与德国的医疗保险模式相比,英国模式突出强调了中央政府的集权管理,是政府集权管理模式的代表。英国的社会医疗保险资金主要来源于政府财政和地方政府税收。

英国的NHS体系实行从中央到地方垂直管理,由中央卫生部、大区和地区三级构成,逐级组织医疗服务以及分配医疗资源。英国的医疗卫生机构为国立机构,医务人员为国家工作人员。

2. 加拿大

加拿大国家医疗保险的具体做法:

(1)国家立法、两级出资、省级管理。即各省医疗保险资金主要来源于联邦政府拨款和省级政府财政预算,各省和地区政府独立组织、运营省内医疗保险计划。

(2)保险内容上覆盖所有必需医疗服务、住院保险和门诊保险,除特殊规定的项目外,公众免费享受所有其他基本医疗保险。

(3)鼓励发展覆盖非保险项目的商业性补充医疗保险。凡非政府保险项目均可由雇主自由投资,其所属雇员均可免费享受补充医疗保险项目。

3. 巴西

巴西实行城乡居民全民医疗保险,全国公民不论贫富都享有医疗保障的权利,医疗保险覆盖面广,待遇水平较高,处于发展中国家的前列。巴西的医疗保险事业由社会福利部管理,下设国家医疗保险协会,由该协会自办保险医疗机构。巴西农民医疗保险费用是以税收附加的形式缴纳保险金,再加上国家财政适当补贴。

巴西农村医疗保健计划的特点是:

(1)政府重视农村卫生服务体系建设,设立专项经费资助农村医疗保健计划。

(2)在制度设计上,注重对医疗服务者的激励。巴西联邦政府为确保上述计划的顺利实施,在设立专项经费为从事农村卫生保健服务者提供启动资金及生活补助的同时,还按服务量进行奖励。联邦政府确保农村医务工作者可获得不低于城市同类人员两倍的工资,这在相当程度上激发了他们在农村开展医疗服务的积极性。

4. 印度

印度医疗保障体系比较健全,主要由公共医疗体系、私人医疗体系以及农村三级医疗网等组成。印度的公共卫生项目虽然是针对全民的,但政府卫生补贴和社会保障的主要受益人是贫困及弱势群体,这是其医疗卫生体制相对公平的根本原因。近年来,印度的行业联合组织和非政府组织在解决农民的大病医治方面发挥了重要作用。非正式医疗保障机制主要有以下几种形式:

(1)农产品加工企业组织其合同农户向保险公司集体投保。

(2)一些非正规经济产业工会或联合会设立的健康福利项目。会员在满足规定的基金缴纳年限或金额后,有权享受医疗、养老、伤残、生育等补助。

(3)工会等非政府组织为成员设计保险项目集体向保险公司投保。

以往大型保险公司不接纳农户的原因,是农户居住分散,获得收入的时间和金额都极不确定,而且投保数额较小,导致保险公司成本过高。而由行业组织出面,带领农民集体投保,有效地避免了上述风险,降低保险公司交易成本,确保农户能获得正规的医保服务,有利于农民这个弱势群体的健康安全和行会凝聚力的增强。

(三)商业保险模式

该模式的特点:

参保自由,灵活多样,有钱买高档的,没钱买低档的,适合参保方的多层次需求。

美国受凯恩斯理论和自由主义的影响,作为罗斯福新政的重要内容,建立了以市场运作为主,政府仅为老人和穷人提供基本医疗保障的市场保险模式。虽然完全借鉴美国模式的国家很少见,但是通过市场运作的商业补充医疗保险在很多国家都存在。

美国是实施商业医疗保险模式的典型代表。尽管美国政府举办了医疗照顾制度、医疗救助制度和少数民族免费医疗等社会医疗保险计划,但在整个医疗保险体系中,它们并不占有主要地位,其覆盖的人群范围十分有限。在美国,80%以上的国家公务员、私营企业雇员和农民都没有受到社会保险的保护,而是参加了商业保险制度。全国的商业医疗保险组织有1800多家。

美国这种以自由医疗保险为主、按市场法则经营的以盈利为目的的制度,其优点是受保人会获得高质量、有效率的医疗服务,但这种制度往往拒绝接受健康条件差、收入低的居民的投保,因此其公平性较差,一方面会造成其总医疗费用的失控,其约占国内生产总值的14%,是世界最高的,但另一方面仍有4000多万人得不到任何医疗保障。

(四)储蓄保险模式

新加坡模式的特点:

1. 筹集医疗保险基金是根据法律规定,强制性地把个人消费的一部分以储蓄个人公积金的方式转化为保健基金。

2. 它以个人责任为基础,政府分担部分费用,国家设立中央公积金,这部分的缴纳率为职工工资总额的 40%,雇主和雇员分别缴纳 18.5% 和 22.5%。同时,雇员的保健储蓄金再由雇主和雇员分摊。

3. 实施保健双全计划,即大病计划。它是以保健储蓄为基础,在强调个人责任的同时,又发挥社会共济、风险分担的作用。

4. 实施保健基金计划,政府拨款建立保健信托基金,扶助贫困国民的保健费用的支付。

这种储蓄型医疗保险模式,有效地解决了新加坡劳动者晚年生活的医疗保障问题,减轻了政府的压力,促进了新加坡经济的良性发展。其不足之处表现在,雇主在高额投保费面前难免会削弱自己商品的国际竞争力,而过度的储蓄又会导致医疗保障需求的减弱。

二、建立和实施医疗保障制度中的政府责任

建立和实施医疗保障制度,促进国民健康素质的提高是绝大多数国家的经济社会发展目标之一,但不同国家的政府在建立和实施医疗保障制度中的作用和责任是不同的。分析各国不同的医疗保障制度,按照政府发挥的作用和责任的不同,大致可以分为以下几种形式:一是政府直接举办;二是政府扶持,社会举办;三是政府鼓励,市场运作;四是政府引导,个人自保(见图5.1)。

三、政府以不同形式参与的医疗保障制度特征分析

1. 福利型(包含社会医疗救助制度和国家卫生服务保障制度)。是将为国家的全体国民或特殊人群提供医疗卫生服务作为政府的基本责任,将医疗服务作为公共产品,通过政府举办医疗卫生服务机构或通过购

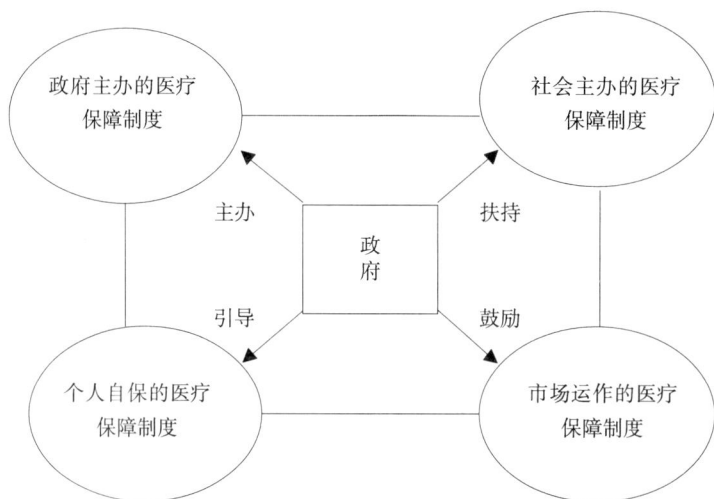

图 5.1   建立和实施医疗保障制度中的政府责任

买私人医疗服务方式向全体国民提供免费或基本免费的医疗服务。如英国是较早实施医疗救助制度的国家之一,英国于 1944 年制定了《国家卫生服务法》,标志着英国实行了国家卫生服务保障制度,全民享受了医疗保障。

2. 保险型(包含社会医疗保险制度和市场医疗保险制度)。保险型的特点体现在两方面:一是缴费义务与享受医疗服务相对应;二是互济、风险共担,通过强制性自愿缴费,再由参保代表人(如保险公司)向医疗机构购买医疗服务。国外大多数国家实行社会医疗保险制度模式,如德国 1883 年政府出台了《工人疾病保险法》为社会医疗保险制度确定了基本框架,至今已 100 多年,虽经过了多次改革及完善,但社会保险制度始终是德国医保中最基本的和主要的制度。

3. 自我保障型(即个人储蓄医疗保障制度)。这种类型医保的特点是强调个人自己的责任和积累。如新加坡等国采用了此种类型的医保作为中央公积金制度的组成部分(见表 5.1)。

表 5.1　政府以不同形式参与的医疗保障制度的特征比较

类别 特征	福利型		保险型		自保型
	社会医疗 救助制度	国家卫生服务 保障制度	社会医疗 保险制度	市场医疗 保险制度	个人储蓄医疗 保障制度
资金 来源	政府财政出资, 社会各界捐助	税收	单位与员工共同 缴费,政府适当 补贴	投保人个人或单 位和员工共同缴 纳或完全由单位 缴纳	单位与员工缴纳
待遇 水平	保障基本的医疗 需求	保障的医疗服务 水平较高	根据保险缴费水 平确定	根据保险产品要 求确定	个人自主选择
保障 项目	疾病治疗	疾病治疗、预防、 保健、护理康复 等服务项目	疾病治疗	疾病治疗费用的 补偿	疾病治疗、预防、 保健、护理康复 等服务项目
享受 条件	通过经济状况调 查核定的困难人 群	全体国民或特定 人群	按时足额缴纳保 费	按时足额缴纳保 费	公积金会员
政府 责任	承担全部或大部 分责任	承担完全责任	承担部分责任	承担监管责任	承担基金保值增 值责任
典型制 度举例	美国救济制度	英国、加拿大等 国家卫生服务制 度	德国、法国的法 定医疗保险	美国的私人医疗 保险	新加坡个人医疗 储蓄

四、国际医疗保障制度的变迁历程

　　医疗保障作为社会保障制度的重要组成部分,是伴随着工业化、城市化的进程发展起来的,因而西方发达国家的医疗保障制度建立早,有较长的发展历史。英国在 17 世纪初对贫困人群实施了医疗救助。1883 年德国颁布了全世界第一个医疗保障法律《企业工人疾病保险法》,标志着用社会保险的机制实现医疗保障的一种新机制的诞生。其后,很多国家颁布了法律,建立了医疗保障制度。大部分欧洲国家 1920 年以前建立了医疗保障制度,以后逐步向其他地区发展。美国于 20 世纪初实施了市场医疗保险,到 20 世纪 50—60 年代又建立了贫困人群的医疗救济制度和老年医疗保障制度。大部分西方国家在 19 世纪末到第二次世界大战结束期间都建立起了各自的医疗保障制度。在亚洲最早建立医疗保障制度的国家是日本(1922 年),

在美洲是巴西(1923 年)和智利(1924 年),在大洋洲是新西兰(1938 年)。

通过研究各国医疗保障制度可以发现,几乎所有的国家都经历了从社会医疗救助到建立专门的医疗保障制度;从覆盖部分职业人群逐步发展到覆盖大多数或者全民的医疗保障体系;从最初的疾病津贴发展到了不仅提供医疗津贴和医疗服务,甚至将预防保健、健康教育等也纳入医疗保障体系的过程。经过几十年、上百年的探索和发展,这些国家的医疗保障制度体系比较完备,保障项目比较齐全。

各国医疗保障制度模式的选择不仅和经济发展水平密切相关,同时也和各国的政治、文化和思想理论密切相关。因此,经济发展水平相同的国家医疗保障体系的主要制度模式可能不同,不同经济发展水平的国家的医疗保障制度体系的主要制度模式又可能是相同的。从各国的医疗保障体系构成来看,任何国家的医疗保障制度都不是单一的,为了适应不同人群的医疗健康需求,必然会形成一个多层次、多形式的医疗保障体系,其中总有一种或几种制度单元作为基本的或主体的制度模式,覆盖了大多数国民。

早期实现工业化的欧美国家以及日本等新兴工业化国家大致经历了相似的改革过程,这些国家经济体制和社会保障体系已经定型,医疗保障制度发展重心在于制度的微调和管理革新。英国从 20 世纪 80 年代起,为提高管理效率、缓解财政压力、控制开支,实行了鼓励建立补充医疗保险、引入市场竞争机制、调整收支标准的改革。虽然改革难以解决制度固有的问题,但是围绕提高管理效率和控制开支的改革会长期进行下去。德国由于卫生费用增长过快、卫生投入的宏观效率低下,投入水平在国际上领先,而预期寿命等重要指标排名却居中游,从 20 世纪 70 年代开始针对费用增长数次出台了医疗费用控制法案。德国通过将医疗保险同卫生服务相结合,引入行为干预和疾病预防机制,建立老年护理保险等措施来控制费用上涨和适应老龄化趋势。

从发展中国家的医疗保障制度的发展轨迹,可以看出医疗保障制度是以制度建立和完善为导向的,同时也在探索改进管理和服务效率,以满足保障群体的需求。墨西哥在发展中国家经济发展位于前列,但是经济发展不平衡,农民和无固定职业者难以纳入现有医疗保障体系,2004年起,墨西哥政府正式在全国实施了"大众医疗保险"计划。泰国是亚洲的发展中国家,政府重视医疗保障的公平性,从20世纪70年代,开始建立医疗救助制度,80年代又在农村推行"健康卡"制度,通过家庭自愿缴费参加、政府补贴的形式建立包括预防项目在内的医疗保障制度。

五、国际医疗保障制度发展成就的启示

1. 完善农村医疗保障制度,逐步实现城乡一体化

医疗保障制度既是一种准公共产品,又具有社会福利的属性。高质量的医疗保健应当作为一种全体国民可以获得的权利,农民同样应该享受,而不管他们的生活状况或经济地位如何。墨西哥和巴西的医疗保险制度并无城乡差别,农民和城市居民参加同一个保险组织,并且都是20世纪中叶在经济发展水平比较低的情况下逐步建立和完善起来的。

长期以来,依赖于企业和国家巨大的医疗卫生投入,我国大多数城市居民都能以自己较小的投入获取高水平的医疗保障,而对于农村居民的医疗问题,除了政策上的扶持以及一些公共卫生干预项目以外,国家未给予任何大的资金投入,由此造成了城乡之间的卫生服务水平以及居民保障水平的巨大差别。目前约占中国总人口15%的城市人口享受社会2/3的医疗卫生保障服务,而约占85%的农村人口却只能享受社会不到1/3的医疗卫生保障服务。

无论是从促进农村经济社会发展的角度考虑,还是从构建社会主义和谐社会、统筹城乡发展以及全面建设小康社会的角度考虑,都应当把改变城乡医疗资源分配严重不公、建立城乡一体化的、无差异的医疗保障制度作为医改的一项重要内容。从制度设计上,应通过农村新型合作医疗制度的不断完善和巩固,待条件成熟时,逐步将农民纳入全国居民医疗保障体系中,并最终实现城乡一体化的医疗保障制度。

借鉴墨西哥、巴西、泰国等国的经验,政府对农村医疗保障制度建设的

支持应主要体现在几个方面：

（1）法律保障。纵观各国的医疗保障制度,其建立和发展大多有法律作为保障。我国农村医疗保障制度的建构和顺利发展,同样必须得到相关法律法规的保障,不能仅停留在卫生管理部门的条文和规定上。

（2）资金支持。许多研究证明,影响农村居民就医的主要因素是其支付能力的不足,它不但影响农民寻求卫生服务的主动性,而且也影响医疗供给的存在状态和方式。从目前情况来看,随着经济发展,农民对于小病医疗的支付能力已日益提高,但是对于大病医疗,农民的支付能力仍明显不足。新型农村合作医疗通过筹资比例、风险共济等手段可以在一定程度上解决这一问题,但政府的投入和补贴对于解决农民支付能力不足的问题更为重要。

（3）管理监督。对合作医疗具体承办单位和医疗单位进行严格管理,特别是加强对基金筹集和支付情况的监督审查。

实行以社会发展和居民需求为导向的医疗保障改革,是当前许多国家积极探索的改革思路。今后我国城市可以通过强制医疗保险、医疗救助、补充保险等形式扩大覆盖面。农村在推进新型农村合作医疗的同时,可探索建立适合农村居民的医疗救助制度。通过积极的医疗保障政策,逐步将预防和健康项目纳入医疗保险制度,向参保人员提供预防和基本医疗服务。另外,整合医疗保障和医疗服务的资源,在降低制度运行成本的同时提高服务效率和质量。

2. 建立社会医疗保障制度解决低收入人群的医疗保障

（1）目前我国还只是个发展中国家,政府和企业财力不足,职工收入多数偏低,因而不仅需要方便的医疗保险服务,更需要能让用人单位及广大职工可承受的廉价、优质的医疗保险服务。

（2）在实施"低水平、广覆盖"的医疗保障过程中,只有降低医保门槛（即缴费标准）,才能让更多的单位和个人进入医保大门。而事实上目前全国各城市医保缴费总水平普遍偏高,因而不少用人单位对参加医保积极性不高。虽然国家有关部门公布全国参保职工人数已超亿人,但这仍离应参保2.4亿城镇职工总人数相差甚远;而且在已参保的企业中有不少觉得缴费不低,而保障水平不高,认为参保不合算,只是迫于目前政府强制扩面压力才勉强暂时参保,只要扩面力度一弱,这些企业就会以单位困难、缴不起保费等种种理由和借口退保或变相退保。

3. 注重构筑以基本医疗保险为主、多层次医疗保险为辅的职工医疗保障体系

市场医疗保险在我国有巨大的发展潜力。根据前面对各种模式的分析,市场医疗保险制度不能解决"边缘人群"的医疗保障问题,只能作为一种补充形式来满足不同层次人们的医疗需要。改革开放以来,我国经济快速发展,城乡居民收入逐步增加,一部分先富起来的人以及大量从国外进入中国的高级管理人员已经形成了一个高收入阶层,国家举办的社会医疗保险满足不了他们的医保需求,这正给市场医疗保险提供了发展的空间。近几年国内商业医疗保险市场的迅速发展说明了这一点。而且参保人看病(包括门诊和住院)均按"三段通道"付费:先由患者用个人账户支付费用(此为第一段);在用完个人账户后,再由患者用现金全额支付一定费用至起付线(此为第二段);在支付完前两段费用后,患者才能享用医保统筹基金,患者个人按比例支付费用(此为第三段)。其中个人费用负担较重,也可以通过商业保险减轻负担。所以将市场医疗保险作为以上基本制度和主体制度的补充是有益的、必需的。

第二节 国际医疗保障制度个案分析

一、英国医疗保险体系

(一)基本情况

英国医疗保险体系的主体,是根据1946年颁布的《国民健康服务法》建立的、以国家税收作为主要资金来源的国民健康服务体系。英国也存在

商业医疗保险,但规模不大,在英国医疗保险体系中仅起补充作用。英国医疗保险体系具有下述五大特点。

1. 覆盖面广。英国医疗保险资金主要通过国家税收筹措,由政府财政承担绝大部分医疗费用。医疗对象就医时,基本上不需支付费用,因而英国的医疗保险体系亦称为全民医疗保险或国家医疗保险。

2. 就原则而言具有非歧视性。英国 1946 年《国民健康服务法》规定,无论劳动者还是非劳动者,无论个人支付能力的大小,都可以得到免费的全方位医疗服务。依据《国民健康服务法》建立的英国国民健康服务体系,也声称其宗旨是提供全面的、基本上公平的服务,即主要视患者的实际需要,而不是根据其支付能力提供医疗服务。

3. 基本上可以满足国民对医疗服务巨大的、多层次的需求。英国的国民健康服务体系主要通过公立医院和遍布全国的开业医生(又称全科医生)向公众提供医疗服务。公立医院由国家财政提供经费,其主要服务对象为危重病人;开业医生为自我雇佣者,英国医疗保险体系主要依靠这些在全国城乡开业的全科医生向广大非重症、急症患者提供医疗服务。开业医生向公众提供医疗服务后,可以向政府申请根据就诊人数和医疗工作量发放的津贴。

4. 成本较低。就内部结构而言,英国的国民健康体系可分为供应方和购买方两大类。供应方由医院和制药公司构成,购买方由政府卫生主管当局和部分拥有医保资金支配权的全科医生构成;两者分别掌握医保资金总额的 70% 和 30% 。这些拥有医保资金支配权的全科医生,既是初级卫生保健服务的提供者,又作为医疗转诊系统的购买者,代表病人向高层次医院购买专科医疗服务。与此同时,政府医疗卫生主管部门则作为公众健康利益的代表,负责制订医疗服务的范围、内容、标准和费用水准,并依据这些指标与供应方签订年度购买计划。政府医疗卫生主管部门的积极介入、监控,将英国医疗保险体系的成本控制在相对较低的水平。2001 年,英国医疗保险的总支出相当于英国国内生产总值的 7.6% ,人均医疗总支出为 1992 美元;而同年美国、德国的这两项指标分别为 13.9% 、4887 美元和 10.7% 、

2808 美元。

5. 就医疗保险体系的整体供应能力和满足病人需要的主动性、积极性而言,英国的国民健康服务体系在主要发达资本主义国家的医疗保险体系中,排在靠后的位置。政府介入到医疗保险的所有方面,是英国医疗保险体系的最大特点。政府的积极参与可以较好地保证医疗资源的公平分配,从而使公众能够享受具有普遍性的医疗服务;但与此同时,政府介入在客观上削弱了市场机制在医疗卫生资源配置方面的调节作用,从而使英国的国民健康服务体系经常面临以下困难。

(1)政府承担、控制绝大部分医疗费用,不仅造成公立医疗机构缺乏活力,设备、人手配置不足,医疗、医护人员效率低下等问题,而且可能降低医疗机构采用新技术、购买新设备的积极性。

(2)近乎免费提供的医疗服务,可能导致公众对医疗服务的过度需求,从而使排队就医成为公立医院司空见惯的经常现象。

(3)部分收入较高的社会群体可能选择购买商业医疗保险,以便避开效率低下、服务质量差的公立医院。按照英国法律规定,购买商业医疗保险的个人和企业可享受税赋减免优惠。因此,收入较高群体选择商业医疗保险可能导致注入国家医疗保险的财政资金减少,不利于国家医疗保险的可持续发展。

(二)英国的医疗保险体制改革

为了解决国民健康服务体系整体供应能力不足、医疗机构的效率不尽如人意、医护人员的工作积极性有待提高等问题,英国从 20 世纪 90 年代起即持续不断地进行医疗保险体制改革。以 1999 年通过的《健康法案》作为分水岭,英国的医疗保险体制改革大致可分为两个阶段,即 20 世纪 90 年代的"试验阶段"和进入 21 世纪后的"推进阶段"。

1. 20 世纪 90 年代,英国政府主要致力于增加医保资金投入,改善医保服务的供应效率,即"试验阶段"。这一时期采取的主要改革措施有:

(1)通过加大对医疗保险体系的财政投入,使英国医疗保险开支占英国国内生产总值的比例从 1990 年的 6% 上升到 2001 年的 7.6%。

（2）将许多由政府医疗卫生主管部门直接管理、由国家财政负担其绝大部分开支的公立医院，转变为受地方市政当局监督、节制，拥有自主经营权的非盈利性公益机构。

（3）允许医疗保险的被保险人自由选择医院就诊。

（4）提高医生收入，同时要求医生接受更为严格的监督。

（5）允许外国医药供应商进入英国药品市场竞争。

2. 上述改革措施，主要由英国政府在 20 世纪 90 年代期间尝试推行。1999 年《健康法案》经英国国会通过后，英国的医疗保险体制改革即进入推进阶段。这一时期的主要改革措施包括以下内容：

（1）通过合同管理方式，将身份为自我雇佣者的全科医生融入国民医疗服务体系之中，从而大大强化了全科医生的医疗服务提供者职能。如前所述，全科医生是英国国民健康服务体系的基础。进入 21 世纪后，英国医疗卫生主管当局大致按照每 10 万人口配置 50 名全科医生的比例，在全国范围内设立拥有经营管理自主权的初级医保团；全科医生则作为独立签约人被纳入所在地区的初级医保团。

全科医生加入初级医保团后，其原先拥有的资金控制资格即自动丧失。这在客观上有利于全科医生集中精力发挥其医疗技术专长，同时也避免了全科医生为取得资金控制资格而相互间展开成本高昂的竞争。一般而言，全科医生的入团合同均含有报酬增长条款，即全科医生如能在签约后的 3 年内，按合同要求提供相应的医疗服务，便可望获得上限不超过 50% 的报酬增长。

初级医保团根据与当地医疗保险主管当局达成的年度责任协议书开展工作，其职责既包括向当地医疗主管部门提供购买药物和医疗服务方面的咨询，又包括拥有并经营管理被称为初级医保信托的社区医疗服务联合体，以及依法将初级医保信托的经营利润用于改善所在社区的医疗保健条件。不仅如此，政府卫生主管当局还将合同竞争方式引入医保信托的内部管理，即在医保信托内通过签约来选择医德好、技术高的医生承担难度较高的医疗业务。

英国政府卫生部将慢性病管理和国民自我保健也纳入了初级医保的范畴,并明确规定由全科医生和初级医保信托负责实施。

(2)增强英国医疗保险体系提供非住院医疗服务的能力。为达此目的而采取的改革措施主要有:

①允许那些已改制成地方性公益机构,且拥有经营自主权的一流大医院筹集、吸纳私人资金,并给予这些大医院自主决定其医护人员报酬的权力。

②在正式行使上述经营自主权之前,已转制成地方性公益机构的一流大医院,必须接受并通过由美国凯瑟永久保险公司(Kaiser Permanence)实施的医院管理技术培训。按照规定,医院管理技术培训必须始终处于据1999年《健康法案》设立的国民卫生督导员的监督之下,并得到由病人选举产生的医院理事会的最后认可。

③与国际医保公司(International Healthcare Corporation)签订价值为20亿英镑的合同,以充实英国的整体医疗能力。

④加强对会诊医生的管理。英国政府医疗主管部门通过与会诊医生签订聘任合同,要求他们在开业经营时自觉接受政府更为严格的监管,同时又以其工资可望出现最大幅度为20%的增长作为交换。

⑤为充分利用医疗资源,提高整个国民卫生系统的透明度,英国国民卫生系统拨出专款,计划在5年内建立起国民电子就诊预约系统。该系统建成后,需住院治疗的英国国民就可以对就诊医院和就诊时间拥有一定程度的选择权。

(3)加强对医护质量的检测、评估,加强对医疗机构的监控。所采取的主要措施有:

①政府医疗卫生主管当局负责建立由50项监控指标构成的医疗管理系统,并运用该系统检测国民能否获得公平、快捷、高效和优质的医疗服务。

②组建其职责为认证公共医疗机构资格、分发医疗科研经费和评估由公众提出的医疗卫生改革建议的"医疗卫生发展署"。

③责成"国民优质医疗研究所"制定并向公众广为宣传医疗就诊指南和转院治疗程序,并要求该机构大力表彰那些有事实证明确实提供了质优价廉服务的医疗机构。

④所有医生和专业医务人员均有义务接受一年一度的业绩评估。

⑤组建"健康改善委员会"。该委员会的职责为定期测评(三年一次)由上述各专门机构制定的医护质量指标,并监测政府医疗主管当局发布的特殊指令的落实状况。

⑥上述所有措施都将成为正处于撰写过程中的"英国患者宪章"的组成部分。

二、美国医疗保障制度的变迁

20世纪30年代中期以后,为了应对民众日益面临的疾病风险,借鉴19世纪末英国医疗保障制度模式,美国政府逐步建立起以医疗保险为主的社会医疗保障制度,其法律依据是1935年8月14日罗斯福总统签署的《社会保障法》。该法案共计10章,其中第6章的主要内容就是公共卫生工作。可是,当时的公共卫生只覆盖城市居民,广大农民被排除在这个保障制度之外。第二次世界大战结束后的1945年11月,杜鲁门总统向国会提出一项加强健康保险立法的咨文。杜鲁门认为,美国医疗保障应当解决"医生和医院的数目及分配"、"乡村缺医缺药"、"个人医疗费用太高"以及"因病致贫"等基本问题,为此,他主张应当争取建立全国医疗健康保障体制,使每个人都能享受基本的医疗保障服务。

艾森豪威尔担任总统后,一方面反对建立全民医疗保障制度,认为那是"社会主义"的医疗制度;另一方面他坚持扩大私人商业医疗保险的覆盖面,认为政府的责任在于引导民众参加各种医疗保险,使他们在自身无法控制的灾难面前有相应的保障措施,并签署了《印第安人健康照顾法》等法案。肯尼迪当选总统后美国医疗保障制度继续得到发展,从1961年起,他相继向国会提交了关于医疗卫生改革问题的多项特别咨文,指出美国医疗保障制度的目标就是要建立一种"社会保险制度下的健康保险计划"。为了强调医疗保障中的国家责任,约翰逊总统在1965年1月还出台了针对老年人的《医疗照顾及援助法》,也就是现在人们通常所说的"Medicare"与"Medicaid"。前者规定了"65岁以上老年人在生病期间可提供90天的住院服务"以及"100天的院外服务"等,而后者主要面向穷人及其他残疾人提供必要的医疗救助。1970年尼克松总统先后颁布了《职业安全及健康法》、《健康维持组织法》等涉及职工人身安全及各种工伤事故处理与赔偿问题的法律。这一段时期,美国医疗保险种类不断增多、保险对象不断扩大、保险待遇不断提高以及保险法规不断建立,从而逐步建立起比较完备的医疗保障法规及制度体系。

总体上看,美国医疗保障制度实行私人商业医疗保险与社会医疗保险相结合的办法。私人商业医疗保险成为美国整个医疗保险的主体,它由企业与职工共同出资组成,向医疗保险公司集体购买,政府免征医疗保险金所得税以及社会保险税。而社会医疗保险主要包括"Medicare"以及"Medicaid"两部分,前者为65岁以上老年人提供"Medicare",而后者则向穷人和残疾人提供"Medicaid",所需费用基本上由财政承担。由此我们可以发现,整个美国医疗保险制度所需要的资金绝大部分由政府的税收负担。

三、印度的医疗保障制度

中国和印度都是正在高速发展的亚洲发展中国家,"龙象之争"也是近年来经济学界的热门话题,印度的卫生健康制度和免费医疗同样引起了众多公众和学者的关注。世界卫生组织在1997年对各国卫生系统效能和效用估算的评价排名显示,中国在卫生成就的水平和分布、制度反应性水平和分布上,以及按照健康水平评估的效能都明显高于印度,但是中国在资金筹措的公正性方面排名第188位,在191个会员国中倒数第四,而印度则在资金筹措公正性方面排在第42—44位。显而易见,印度医疗制度中最大的成就就是实现了免费医疗下的公平性。

1. 有限的卫生投资关注于穷人

印度宪法规定,所有国民都享有免费医疗,印度医疗卫生制度的总体特点是:政府在基础医疗这一块对全民免费,特别是对占人口总数29%、大约2.9亿的贫困人口提供低水平的救助和免费医疗,公立医院主要负责这部分人的就医;在印度的医疗市场中,私营医疗服务机构和诊所占主导地位,印度医疗保险覆盖率低,仅占总人口的10%左右。印度近年来医疗支出占GDP的比例逐年下降,从1998年的5.2%下降到2003年的4.8%,其中政府医疗支出占总医疗支出的比例也呈下降趋势,从1998年的4.8%下降到2003年的3.9%。在医疗支出中,私人支出的比例是较高的,其中现金支付的比例非常高,1998年至2003年的数据显示,该部分的支出超过总医疗支出的70%。

印度政府对公众的医疗卫生投资分为中央、邦和地方政府三级。其中邦一级是主要的,约占90%;全国性的计划生育,控制麻风、疟疾、结核等疾病,免疫接种,营养改善,以及一些教育和研究机构由中央政府投资。在邦一级用于预防和控制疾病的费用内,中央投资从1984—1985年的41.15%降到1992—1993年的19.15%。中央政府投资减少对贫困邦的影响最大。2002年印度国家卫生政策制定了加大政府对公共卫生投入的方针,尽量减少对于社会弱势群体的不公平,保证公共卫生服务的可及性和公平性。政府希望在2010年,将对公共卫生的投入从现在所占GDP的0.9%增加到GDP的2%;也希望把中央财政补助从现在占总医疗支出的15%至少增加到25%。

2002年印度政府在卡纳塔克邦开始实行农民合作医疗保险,目标是覆盖卡纳塔克邦的250万农民。参保人员如果患大病可以获得10万卢比的赔付,年缴费额是75卢比,其中农民负担60卢比(即每月5卢比),剩下的15卢比由政府负担。该保险主要覆盖农民常患的心脏疾病、胃溃疡、阑尾炎、胆结石、前列腺肥大、白内障和骨折等病种,参保人可以在卡纳塔克邦中67家私人和公立医院就医;医院对某些主要手术提供低价格的服务,用以换取就诊量的增加。然而由于该计划只覆盖手术,因此只有一小部分的农民参加合作医疗保险。

政府还通过由卫生部和家庭福利部共同建立的疾病救助基金来向贫困人口提供救助。国家的疾病救助基金建立于1997年,经过批准,三个中央政府医院和三个国家一级的医疗研究机构可以得到疾病救助基金的资助,其中每个机构每年可以从基金中获得100万卢比来对贫困人口进行及时的援助,每一个病患最多可以获得2.5万卢比的补助。在某些特殊机构中,金额可以多达5万卢比。这些保险分担了一部分的经济负担,切实地降低了因病致贫的风险。

印度政府卫生补贴和社会保障的主要受益人是贫困及弱势群体,这是其医疗卫生体制相对公平的根本原因。印度的公共投入只占卫生总费用的17.9%,2005年度政府用于农村地区公共健康事业的资金为1028亿卢比(约合24亿美元),按照世界卫生组织成员国卫生筹资与分配公平性评估,印度排位远居中国之前,其重要原因就是印度政府将有限的政府投入公平地补给最需要医疗服务的需方。

2. 全覆盖、低水平的免费医疗和有限的医疗保险

免费医疗服务主要是由政府医疗机构提供,印度政府出资建立。免费医疗服务主要是一些基础的公共卫生服务、卫生防疫等,目标是满足大多数人的基本医疗需求,占人口比例29%的贫困人口是受益者。

印度家庭收入在中上水平的人口比例约10%,总数约为1亿人,他们是医疗保险的主要参加者,但也有少部分贫困人口参加专门针对穷人的社会保险。印度医疗保险市场构成中,社会强制性保险大约占3%,雇主保险占大约2.8%—4.7%,自愿(商业)保险占约1%,非政府组织或团体保险基金占2.8%—4.7%,其余约90%的人没有医疗保险,但他们都可以享受免费医疗。如果不愿意去政府医院享受免费医疗,就得去其他私人医疗机构,费用都由自己负担。1999年《印度保险管理发展法案》同意向私人保险公司和外国保险公司开放保险市场,它通过一系列的规定,保证和促使保险业有序健康的发展,保护保险公司和保险人各方的利益;还允许外国投资者在印度的保险公司中持有股份,但不能超过26%,并且需要有10亿卢比的

资本来进行初期的运作。

四、泰国的"30 铢计划"

泰国人口6209万,人口结构有类似中国的特点,农业人口约占全国人口的70%,却实现了医疗保障覆盖人口达95%以上的目标。对于这样一个发展中国家,这样的成绩主要得益于其有效而公平的健康保障制度。

所谓"30 铢计划",是指参与该计划的国民到定点医疗机构就诊,无论是门诊还是住院,每诊次只需支付30铢挂号费(约合6元人民币),对低收入农民还可予以免缴,即可得到基本的卫生医疗服务:预防保健,包括体检、计划免疫、妇幼保健及艾滋病预防等;门诊和住院服务;两次以下的分娩服务;正常住院食宿;口腔疾病治疗等。

1. 政府购买服务

在筹资机制方面,无论私立或公立医疗机构,只要与政府签约,服务提供者都可以得到政府的财政补助,这基本符合"政府购买服务"的思路。政府采用按人头拨款的形式对签约各类医院进行财政补助;中央财政按照一定标准,将资金预拨到省,省卫生管理部门按人力工资、预防保健和医疗等几个部分分配给相应的医疗卫生机构。患者在定点医疗机构主要采用门诊"按人头付费"和住院"按病种付费"相结合的方式。

20世纪70年代至90年代,是泰国健康保障制度的建立时期,政府先后通过工人补偿基金、穷人免费医疗保健、公务员保险、健康卡等项目为不同社会群体国民提供福利,政策惠及穷人、老人、儿童、残疾人等弱势群体。20世纪90年代至2000年的大约十年间,是泰国健康保障的扩展时期。在此期间,实现了将工人补偿基金的范围扩大到所有私立部门雇员,实行雇主、雇员和政府三方筹资,对医院的支付方面则开始采用"按人头付费"的方式;同时,将穷人免费医疗改革成一个公共救助系统,将支付方式由总额预付制也改成按人头向医院付费。这一时期泰国各种健康保障的总覆盖率达60%左右。

2. 建立全民医保

2000 年以后,泰国进入了建立全民健康保障制度的时期。而"30 铢计划"的确立最终使泰国的医疗健康服务实现了高覆盖和低价位的目标。

泰国主要的健康保险制度可分为三大类型:一是社会福利型的医疗保障制度,包括针对政府公务员及其家属免费医疗的国家公务员医疗保障制度,对于低收入家庭、6 岁至 11 岁的小学生、老年人、和尚、退伍军人等实行免费医疗;二是强制性的医疗保险,即对于正式部门、私营企业雇员的强制性的社会保障计划以及对雇员因工受伤的工人补助计划;三是自愿医疗保险,包括私人健康保险和"30 铢计划",后者主要针对没有参加前两项保障计划的其他泰国公民。以上三种健康保障计划覆盖了绝大多数国民。

泰国的实践证明,社区卫生服务体系对扩大医疗保障覆盖率、引导卫生服务筹资、提高卫生服务效率以及艾滋病防治等作出了重要贡献。泰国的卫生筹资采取国家预算投入和社区筹资相结合的基本方式,其中国家卫生预算占整个卫生筹资额的 36% 左右。国家对社区卫生服务的投入量很大,不仅投入到供方,如部分人员的工资、部分设施的建设和配置,而且有针对需方的投入,主要是通过低收入健康卡工程实现的。

泰国的社区卫生服务被世界卫生组织称为"市场经济条件下实现人人享有卫生保健改革的新思路",其在推进医疗保障体系发展、防治艾滋病等方面的经验,为我国的社区卫生服务也提供了有益的启示。

五、启示:医疗保障制度的本地化

由于各个国家的医疗保障体系都是不同的,说明各国的制度安排是和本国的政治、经济、文化有密切关系的。

各国的医疗保障制度体系都不是单一的,为了适应不同人群的医疗健康需求以及制度本身的发展和完善,必然会形成一个多种制度组合的、多层次的医疗保障制度体系。在建立和发展医疗保障制度的过程中,政府的责任是必不可少的,但在不同的制度中,政府的作用是不同的。各国的医疗保障制度体系虽然是复杂的,多层次的,但必定有一种或几种制度作为基本的或主体的制度存在,覆盖了社会的大多数人群。这些基本的或主体的制度和其他制度之间相互补充,有机地构成一个国家的医疗保障体系。如英国的国家卫生服务保障制度和德国的法定医疗保险制度是这两个国家医疗保障体系中的主体制度,覆盖了本国的绝大多数国民,然而,在这两个国家还有其他医疗保障制度作为主体制度的补充也发挥着重要的作用。再如美国的老年人医疗照顾制度、穷人医疗救助制度和商业医疗保险制度是美国医疗保障体系中的主体制度,但还有联邦政府和州政府安排的对特定人群的卫生服务保障制度也是一个非常重要的医疗保障制度。尽管各国的医疗保障体系不同,因而不具备可比性,但不同国家的医疗保障体系的主体制度在很多方面是相同或相近的,是可以相互比较的,如加拿大的公共卫生保健制度和澳大利亚的全民卫生保健制度以及英国的国家卫生服务保障制度有很多共同的特点,是可以相互比较的。同样,德国的法定医疗保险和法国的法定医疗保险以及日本的国民健康保险、韩国的雇员医疗保险也有很多共同的特点。我们把这些相同或相近的基本制度称为医疗保障的制度模式,而这些不同的各种制度模式的组合就构成了各国不同的医疗保障制度体系。认真研究这些基本制度的特点、运行机制,对于我们推进新医改的实施应该会大有裨益。

第六章
医疗保障制度发展的
时代趋势

现代医疗保障制度的产生、发展与变革，无不与经济、政治、文化和社会的发展紧密相关，受到思想理论创新、社会变化、科技进步的重大影响，分析、研究这些影响要素，对于我们把握国际医疗保障制度的演化方向、推动我国医改进程无疑具有重要意义。

第一节　思想观念嬗变产生新认识

一、健康和疾病观念的改变

健康的重要性，就其本身性质而言怎么强调也不过分。用诺贝尔经济学奖获得者的话来说，就是健康（与教育一样）是使人类生活体现价值的基本潜能之一。前联合国秘书长安南为筹备联合国千年峰会委托进行的一项全球调查（千年民意测验）结果显示，良好健康的愿望一直排在全世界男人和女人希望的首位。疾病的痛苦和英年早逝使得疾病控制成为所有社会关注的中心，并激发人们将健康列为国际法规定的基本人权之一。但什么是健康,如何来判断健康？长期以来,对这个问题的回答始终处于争论状态。随着社会的发展,人们对疾病认识的深化和医学模式的逐步转变,人们的健康概念也在不断发生变化。

古希腊医生希波克拉底认为,人体存在血液、粘液、黄胆汁和黑胆汁,当四种体液比例适当,处于平衡状态时,则处于健康状态,否则,健康受损,这是古代原始健康观。17世纪显微镜应用于医学之后,产生了生态健康观,认为健康是致病因子、宿主、环境三要素的一种动态平衡状态,但更强调致病因子的作用。在此基础上社会学家提出,个人行为因素、宿主因素和环境因素三者的协调,才能使机体处于健康状态。随着生物科学的进步,解剖学、组织学、生理学、生物化学、遗传学等生物学体系的形成,使人们开始从生物学的观点认识生命现象及健康与疾病的关系。特别是19世纪中叶细胞学说确立之后,生物学模式健康观逐步占据了主导地位,认为"健康就是生物学上的适应,机体处于内稳定状态"。生物医学模式对医学的发展起到了重大的促进作用:在基础医学方面,对人体的认识从宏观进入到微观的细胞和分子层次,建立了基因理论;在临床医学方面,发现了抗菌药物,实现了外科手术的无菌化,解决了疼痛、感染和失血的问题,实现了控制和消灭导致人群高发病和高死亡的许多疾病;在公共卫生方面,通过改善环境和提供儿童计划免疫大大降低了烈性传染病的发病率,降低了婴儿死亡率,提高了平均期望寿命。生物医学模式健康观虽然强调生命活动在结构、功能和信息交换方面是一个统一的整体,但却忽视了人的另外一个方面,即人是生物性和社会性的统一体。

由于生物医学模式的成就,20世纪50年代以来,多数发达国家完成了第一次卫生革命,控制了危害人类健康的传染性疾病,人类疾病谱和死因谱发生了很大变化,影响人类健康和生命的主要疾病已由传染病逐步改变为非传染性疾病,控制非传染性疾病的第二次卫生革命成为首要任务。发展中国家虽然传染病尚未得到最后控制,但心脑血管疾病及恶性肿瘤的发病率及死亡率也在逐年上升,处于第一次卫生革命和第二次卫生革命的交替时期。与此同时,医学对于人的属性的认识,由生物自然人上升到社会经济人,对疾病的发生和变化,由生物层次深入到心理和社会层次,对健康的思考也日趋全方位、多层次。随着经济的发展,国民收入增加,人们对卫生保健提出了更高的要求。人们已经不满足于不生病、身体好,还要求合理的营养、良好的劳动生活条件和生活方式、平衡的心理状态和健康的心态、良好的社会活动能力、提高生活质量、延长寿命。医疗模式从生物医学模式逐步转变为生物—社会—心理医学模式。医学的主导从以疾病为主导转变为以健康为主导,从单个患者为中心转变为以各种人群以至全社会为中心,医学的重点从诊断治疗转变为预防保健。医学的任务将从以防病治病为主逐步转向以维护和增强健康、提高人的生命质量为主。

1947 年,世界卫生组织提出"健康不仅是没有疾病和病痛,而且是个体在身体上、精神上、社会上的完美状态"。1974 年第 27 届世界卫生会议强调指出:医学应采用各种新知识、新技术和新方法促进健康,研究心理社会因素在疾病和保健中的作用。为了进一步使人们完整和准确地理解健康的概念,世界卫生组织提出了衡量健康的十大准则:

1. 有充沛的精力,能从容不迫地担负日常生活和繁重工作,而且不感到过分紧张与疲劳。

2. 处事乐观,态度积极,乐于承担责任,事无大小,不挑剔。

3. 善于休息,睡眠好。

4. 应变能力强,能适应外界环境的各种变化。

5. 能够抵抗一般性感冒和传染病。

6. 体重适当,身体匀称,站立时,头、肩、臂位置协调。

7. 眼睛明亮,反应敏捷,眼睑不易发炎。

8. 牙齿清洁,无龋齿,不疼痛;牙龈颜色正常,无出血现象。

9. 头发有光泽,无头屑。

10. 肌肉丰满,皮肤有弹性。

健康的这一新概念出现后,引起了人们不少争论。有人认为这样的健康概念,涉及面太广,超出了医学力所能及的范围,是不可能实现的。但是,随着医学模式转变和社会医学研究的深入,人们逐渐认识到,这是一种积极的、揭示了人类健康本质的概念,在更高层次上把人作为一个社会成员,作为一个结构与功能、躯体与精神、人体健康与生物、心理和社会紧密联系在一起的自然人和社会人的统一。它不仅是人类追求的目标,也揭示了健康内涵所涉及的各个层面,具有重要的现实意义。

现代健康观和医学模式的变化,使医学的对象从以患者为主的模式逐步转变成为面向整个人群的模式,对于传统的医疗服务也产生了巨大的影响。一是医疗服务从治疗服务扩大到预防服务,预防保健的思想贯穿在生命的全过程中,重视三级预防。即一级预防,在疾病未发生时采取有效措施避免疾病的发生;二级预防,在疾病发生初期,做到早期发现、及时治疗;三级预防,在患病后做好疾病的治疗和康复工作,防止残疾。二是医疗服务从技术服务扩大到社会服务。医生应当具有医学知识和人文科学知识,除诊治疾病外,还应当通过社会医学诊断,发现居民的健康问题,找到危害居民健康的危险因素,进行健康指导和健康促进,指导人们形成健康的生活习惯和行为方式。三是从生理服务扩大到心理服务。现代医学模式要求卫生服务的整体性,在进行躯体照顾的同时,也要对普通人群和病人进行心理服务,了解影响病人的心理因素,加强心理护理和心理康复工作,不断丰富心理服务的内容和措施。

二、探索医疗与预防相结合的健康保险模式和途径

对因为疾病造成的经济损失进行补偿,是医疗保障制度建立的最初目的,但随着人们健康观念的改变,特别是现代健康观念的影响,人们对医疗保障功能的认识也不断发生变化。

(一)逐步实现从疾病保险向健康保险转变

建立医疗保障制度的初期,各国首先把疾病津贴作为医疗保障首选内容,继而把治疗费用纳入保障范围。在治疗费用中,首先纳入的是对人们生活水平影响较大的治疗费用,如高额的住院医疗服务费用,继而扩大到一般

医疗服务,在医疗保障制度比较完善的国家,已经逐步把老年护理、预防保健等内容纳入了保障范围。随着健康观念的转变,人们逐渐认识到将预防保健纳入医疗保障范围中,有利于降低疾病的发生率或在疾病早期发现疾病,从而达到既有利于控制医疗费用,又有利于从根本上提高健康水平的目的。美国在其制定的《2000年人群健康》规划中,把临床预防作为其三项总目标之一。临床预防包括筛检、咨询、免疫接种和化学预防三个方面,对于甄别早期患者、早期诊断、早期治疗、提高疾病的防治效果具有重要的经济意义和社会意义。如宫颈癌是发展中国家妇女中癌症患者死亡的主要病因,每年死亡约15万人。在工业化国家,用脱落细胞巴氏染色法进行普查极为普遍。这种方法以35岁以上的妇女为目标,每隔5—10年普查一次,为那些有严重的癌前症状的患者进行低廉的门诊治疗(如冷冻变态细胞)。如果有良好的后续服务,那么这种防治工作是富有成本效益的。[1] 此外,国际上也公认,对于乳腺癌发病率较高的国家,对50岁以上妇女进行乳腺X线检查,能够显著降低这一年龄组妇女的死亡率。[2] 1990年英国的国家卫生服务制度规定,把原来按服务种类对全科医生免费服务偿付办法改为按工作效绩发津贴的形式,即根据全科医生对所管辖范围的儿童免疫和妇女宫颈癌筛检覆盖率的高低而给予不同报酬的方法,以此来调动全科医生做好预防工作的积极性。[3] 德国法定医疗保险提供的预防服务包括健康咨询、预防接种、每年为20岁以上的妇女和45岁以上的男子普查癌症、每两年为35岁以上的成年人检查一次心血管疾病、糖尿病及肾脏病等。

(二)加强健康教育和倡导健康的生活方式

当前,以心脑血管疾病和恶性肿瘤为代表的慢性非传染性疾病已经逐步成为居民死亡的主要原因。慢性病的治疗往往花费很大而且成效甚微。

---

① 世界银行:《1993年世界发展报告》,中国财政经济出版社1993年版。
② 世界卫生组织:《1997年世界卫生报告:征服疾病,造福人类》,人民卫生出版社1998年版。
③ 秦健等:《英国通科医生收入奖励制度》,《国外医学·卫生经济分册》1999年第2期。

现代医学的研究表明,改变饮食和生活习惯以及减少其他危险因素是避免这一类疾病发病率和减少不必要的卫生保健支出的最好办法。① 当前,慢性非传染性疾病的控制主要应依赖个体预防。② 个体预防是通过群体或媒体的手段向个体传播必要的预防知识,有针对性地促进个体健康。只有使社会的所有成员都了解或掌握一定的健康卫生知识,才能有效地提高整个社会的健康水平。这就需要提高医药卫生知识传播的社会化程度,运用各种社会媒介提高卫生知识传播的深度、广度,使社会所有成员都能树立正确的自我保健意识,自觉采取积极措施维护与增进健康,养成符合健康要求的生活习惯。诸如适当的体育锻炼、合理的饮食营养、正常的社会行为、戒除不良的生活行为等。要做到这些,就需要一定的卫生知识。

1989 年德国根据《医疗改革法》的规定,要求所有的疾病基金会对一年内没有就医的参保人返还相当于一个月保险费的"健康奖励"③。同年德国法律对疾病基金必须承担健康促进的责任作出规定,所有疾病基金会必须向国民(特别针对低收入者)进行健康知识教育。

(三)推行医疗费用包干预付制,调动医疗机构加强预防保健的积极性

医疗费用包干预付制是指按照服务人群、服务量或经测算的平均费用核定的医疗费用总额预先支付给医疗机构,由医疗机构掌握费用支出,结余归己,超支自付的一种医疗费用结算办法。这种方式有利于促使医疗机构形成内在的医疗服务成本制约机制,自觉采取控制费用的措施,如积极开展预防、健康教育、定期体检等活动,以期最大限度地降低发病率,从而减少费用开支,鼓励医生以较低的医疗成本为更多的病人服务。调查统计表明,实行医疗费用包干后人均医疗费用能够下降 10% —40% ,住院率下降 25% —

---

①　世界银行:《1993 年世界发展报告》,中国财政经济出版社 1993 年版。
②　张拓红:《社会医学》,北京医科大学出版社 2002 年版。
③　王鸿勇:《国际医疗保险模式和改革发展比较分析》,《国外医学:卫生经济分册》1999年第 2 期。

45%。① 丹麦、荷兰的法定医疗保险实行了医疗费用包干的办法。意大利在 1980 年以前对部分参保人的医疗费用采取了这种办法，1980 年后在全国普遍推行这种办法。美国健康维护组织广泛使用医疗费用包干的方式。印度尼西亚和哥斯达黎加也采取这种办法支付医疗费用。1989 年，爱尔兰终止了原来按就诊和出诊次数偿付的办法，实行医疗费用包干。

第二节　人口老龄化提出新要求

一、世界人口老龄化现状及趋势

人口老龄化是指一个国家或地区在一个时期内老年人口比重不断上升的现象或过程。国际上一般以 60 岁或 65 岁为老年人的年龄起点，老人比重占 5%—10% 称为成年型人口，10% 及以上为老年型人口。成年型人口向老年型人口的转化以及在老年型人口内老年人口比重继续上升都是人口老化。人口老化将增加劳动年龄人口的负担，还给社会公共福利、医疗卫生等方面带来影响。19 世纪以来，由于科技发展及医学进步使人类得以通过各种疫苗、抗生素、卫生用水、卫生设施和各种保健常识等，在整体上成功地减低婴儿的死亡率，控制了各种传染病的蔓延并延长人类的寿命。20 世纪末的最后几个星期，全球人口已突破 60 亿大关。联合国专家预计，全球人口到 2050 年将比 21 世纪初锐增 30 亿而达到 90 亿人的惊人数字。然而，由于 20 世纪人类生育率和死亡率的大幅度降低，人口老化造成劳动力衰退的问题暂时取代人口爆炸的忧虑，而成为 21 世纪人类所面临的最大的挑战。根据联合国人口基金会公布的数字显示，全球人类平均生育率已从 1960 年的每一名妇女生育 5 名子女，降低至 21 世纪初的每一名妇女仅生

---

① 王鸿勇：《国际医疗保险模式和改革发展比较分析》，《国外医学：卫生经济分册》1999 年第 2 期。

育约 2.7 名子女。与此同时,在过去的半个世纪全球人类平均寿命却从 46 岁延长至 66 岁。1950 年,全世界 60 岁以上的老年人约为 2 亿,1970 年达到 3 亿。根据联合国的一份报告显示,在 2002 年的全球人口当中,60 岁及以上的高龄人口多达 6.3 亿。欧美和日本等发达国家更首次出现 60 岁以上人口超过 15 岁以下人口的现象。欧洲是最早步入老龄化社会、世界上"最老"的地区。1996 年欧洲国家 65 岁以上人口占全部人口比重平均为 14%,其次是北美(13%)和大洋洲(10%),非洲是"最年轻"的地区(3%)。20 世纪末,65 岁以上老人的人口比例,在意大利为 18%、希腊为 17.2%、比利时为 16.8%、西班牙为 16.7%、法国为 15.9%、德国为 15.8%、英国为 15.8%、奥地利为 15.5%、葡萄牙为 15.3%、丹麦和芬兰为 14.8%、卢森堡为 14.3%、荷兰为 13.6%、爱尔兰为 11.2%。

预计在未来的 25 年当中,全球老龄人口(65 岁以上者)将增加 82%。相比之下,全世界的生产人口将只增加 46%,新生婴儿增长率则仅为 3%。当 2050 年来临时,老龄人口数目将提升至全球人口的 22%,达到 19.6 亿人。届时,60 岁及以上老龄人口的比率将首次超过 15 岁以下儿童人口比率,地球上人类普遍进入高龄化社会。欧洲将是全球人口老化最快的地区,到 2050 年时,平均每 3 人当中便有一名 60 岁及以上的老年人,会有 13 个国家的高龄人口(80 岁及以上)占有关国家总人口的 10% 以上,意大利将以 14% 的高龄人口比重"领先"各国。全球年过 100 岁的老人也将大幅增加 16 倍而达到 220 万人,平均每 5000 人当中便有一名人瑞。到时候,单单在亚洲就有 10 亿人口属于老龄人口,使老龄人口再也不是各国的"少数族群"。联合国专家强调,未来的 50 年欧洲及亚洲部分地区由于婴儿出生率不断下降,人类寿命不断延长而出现日益严重的人口老化问题,此情况在日本尤为令人担忧。届时,日本 60 岁及以上的人口将占该国人口的 32.9%。在欧洲各国、美国、俄罗斯和中国,60 岁及以上的人口则将分别占各国人口的 31.7%、24.6%、22.4% 及 20.3%。

从上述数字看来,预计全球人口到 21 世纪中旬将出现重大的结构性变化。随着生产人口和新生婴儿的增长速度放缓,老龄人口急剧上升而造成的社会成本将重重地降临在日渐减少的生产人口肩上。数量日渐缩减的生产人口将需要负担起数目日益庞大的老龄人口的医疗保障费用,甚至陷入不胜负荷的境况。人口老化和生育率降低问题将引发全球性社会和经济紧张危机,带来的挑战首先包括生活指数上升,居民实际生活水平下降;其次是大批老年人退出劳务市场,劳动力出现青黄不接导致经济停滞不前或衰退的危机,以加拿大为例,人口老龄化使该国大多数家庭的夫妇双方需要同时工作以维持日常开支。如果有一方退休或失业,另一方就需要每周工作65至80小时才足以应付一家大小的全年生活费用。在加拿大的航空公司,空中服务人员多为40或50岁以上的女性,就业市场人口高龄化由此可见一斑。同时,医疗和社会保险体系负担过重,相应的服务质量将得不到保证。

　　预计在未来25年当中,全世界75%的老龄人口将集中于发展中国家,成为各国发展的一个沉重负担。和西方发达国家比较起来,许多发展中的亚洲国家都会由于缺乏一套覆盖全民的退休福利计划及社会福利政策,导致它们在处理人口老化问题上备觉艰辛。因此,亚洲各国必须尽早吸取其他发达国家的经验,开始研究解决老龄人口剧增所引发的各种问题。

二、人口老龄化对医疗费用支出的影响

　　全球人类寿命的延长是社会发展及公共卫生的一项重大成就,然而它也为人类社会带来重重隐忧,医疗费用的高速增长便是其中之一。

　　老年人随着生理功能的减退,机体抵抗力下降,疾病发病率大大高于其他人群,特别易受到高血压、糖尿病、中风、肿瘤、老年痴呆等慢性疾病的侵袭,成为致残和致死的最直接原因。我国1998年国家卫生服务调查表明,全国60岁以上老年人两周患病率为全人群的1.7倍,慢性病患病率为全人群的4.2倍,人均患有2—3种疾病。与1993年第一次调查相比,老年人口两周患病率和慢性病患病率均有明显增加,尤其是肿瘤、心脑血管病、糖尿病、老年精神性疾病增加更为突出。联合国报告显示,在目前全球75岁及

以上人口当中,只有10%的人士成功地保持健康的体魄,其余皆正在遭受各种疾病和伤残的折磨,为社会造成沉重的负担。在步入老年之后还继续保持健康之躯的人数实在是少之又少,许多人从50—60岁开始便与各种各样的顽疾和伤残纠缠不休,空有很长的寿命却无法安享晚年。新加坡老年研究中心2002年的调查报告显示,该国老龄人士目前患上糖尿病、心脏病、中风及关节炎的机会,比15年前大大增高了。15年前,只有13%的老龄人士患上心脏病,2001年这个比率却增加到36.5%。人口老龄化还造成了精神疾病发病率和疾病负担急剧上升,如美国现有阿尔茨海默病(老年痴呆症)患者400万,每年用于治疗痴呆的直接与间接费用高达3000亿美元。美国专家估计,如果没有行之有效的防治方法,到21世纪中叶,美国阿尔茨海默病人总数可能高达总人口的十分之一,巨大的开支将对美国的国民经济构成严重威胁。

有研究表明,65岁以上老年人的医疗支出比青年人多得多(一般相当于3:1)。在美国,三分之一的医疗开支用于65岁以上的老年人。在澳大利亚,60岁以上老年人的人均健康支出是15岁以下人口人均支出的6倍;在匈牙利是10倍以上。在日本,老年人医疗费用是其他人群的5倍,约占其国民医疗费用的50%。1993年世界银行在其世界发展报告中指出:在对工业化国家和发展中国家的一份大规模抽样调查中发现,老年人口比重可以解释医疗卫生费用和公共年金支出变化的92%。也就是说,医疗费和养老金增长的主要原因是人口老龄化带来的。

近年来中国政府开始重视民生建设,加大了对医疗卫生的投入,但对于作为世界人口第一大国的中国来说,目前60岁以上人口占总人口的比重已超过10%,按国际通行标准,已进入老龄化社会。同西方工业化国家相比,中国的老龄化具有规模大、速度快、负担重的特点。人口加速老龄化导致城镇养老负担系数将大幅增加,医疗费用也随之加重,中国在经济还不发达时期就要解决比发达国家面临的更为困难的问题。如果对这个问题没有恰当的应对之策,不仅医疗保障制度无法平稳运行,而且将影响社会经济的可持续发展。

三、积极应对人口老龄化的对策

人口老龄化带来医疗费用支出的不断增长和社会可筹集医疗资源有限之间的矛盾日益尖锐,使各国医疗保险面临重大挑战。世界各国特别是人口老龄化严重的工业化国家,针对这一情况,在扩大医疗保险筹资、建立专门的老年医疗保险制度和老年护理制度、加强社区卫生服务等方面进行了积极的探索。

(一)多种渠道增加医疗保险基金收入

随着人口老龄化,大多数国家就业人口下降,导致医疗保险缴费人数下降,医疗保险基金收入相应减少。如目前德国法定医疗保险平均14%的筹资水平是建立在70%从业人员缴费、30%退休及无业人员不缴纳费用的基础上的。而在今后的30—40年内,缴费人员将降至60%,退休及无业人员将升至40%,医疗保险基金将出现巨大缺口。[①]

各国采取扩大医疗保险基金收入的办法主要是扩大缴费的收入基数和提高医疗保险缴费率,扩大资金来源。如法国1991年起开征的"社会共同救济税",将许多替代性收入,如养老金、失业保险津贴和遗产性收入及财产性收入(股票所得、房屋租赁收入、银行利息)等都纳入缴费(税)基数。[②]并且,这一税种的税率呈逐年上升趋势:1991、1993、1996年分别是1.1%、2.4%、3.4%,1998年为7.5%。"社会共同救济税"全部用于医疗保险,同时取消过去的医疗保险缴费办法。日本则从1999年9月起,将政府管理的健康保险费率从月工资的8.2%提高到8.5%。德国法定医疗保险的平均筹资比例已由1970年的8.2%增长到了2002年的14%。此外,一些国家

---

① 郑树忠等:《德国社会医疗保险制度考察与借鉴》,《中国医疗保险》2003年第1期。
② 李国鸿:《法国医疗保险制度改革与实施》,《国外医学:卫生经济分册》1999年第3期。

还通过发行彩票、开征烟草附加费等办法补助医疗保险基金,如法国政府除强行把药品批发价砍掉 10.7% 外,还强制药商将营业收入的 4% 交给政府,成为医疗保险收入的第二渠道。

(二)建立单独的老年人医疗保险制度

针对老年人疾病发病率高、收入相对较低的特点,一些国家建立了专门的老年人医疗保障制度,政府对老年人医疗保障进行财政直接补贴或在税收、投资上给予一定的优惠政策,解决老年人口的医疗保障问题。

美国的老年人医疗照顾计划开始于 1965 年,享受待遇的对象主要是年满 65 岁、缴纳社会保险税在十年以上的老年人和残疾人(包括他们年满 65 岁的家属或遗属)。包括住院保险和补充医疗保险两部分,住院保险包括了住院及相关的医疗服务,补充保险自愿参加。作为美国政府两项公共医疗保险计划之一,在整个美国的医疗保障体系中,住院保险占有十分重要的地位。据统计,美国参加住院保险的人数,1966 年仅为 1908.2 万人,1990 年达 3371.9 万人,1994 年增至 3654.4 万人。医疗照顾计划中的补充医疗保险实施范围比住院保险要宽,不仅限于 65 岁以上享受老、残保险的人,而且适用于所有 65 岁以上志愿投保并每月缴纳保险金的老人,凡有资格享受住院保险待遇的人,也可以通过每月缴纳保险金参加补充医疗保险。日本老年医疗保险制度建立于 1983 年,主要对象为 70 岁以上老年人及 65 岁以上不满 70 岁的卧床者,资金的 70% 来源于国民健康保险筹集的医疗保险费,30% 来源于各级政府财政。在今后几年内,政府财政承担的老年人医疗保健费用的比例将提高到 50%。

(三)建立适合老年人特点的护理保险制度,加强护理服务和家庭服务

德国、日本、新加坡等国根据老年人慢性疾病患病率高、部分患者需要长期护理的特点,推出了老年人护理保险。老年人护理保险制度的建立,有利于提高老年人医疗保险服务的质量,增加对社区医疗服务机构的利用,逐步减少利用医院服务的数量和医院的老年病床数。

德国于 1995 年建立独立的法定护理保险。法定护理保险筹资比例为 1.7%,由雇主、雇员各承担一半。凡法定医疗保险的投保人都参加护理保险。目前德国需要进行护理的 195 万名人员中,除少数是事故护理、出生护理外,其他护理对象大部分为 80 岁以上的老人。护理保险为提供上门服务的护理人员每月支付 384 欧元的护理服务费,每月为家属护理人员支付 205 欧元的护理服务费。日本的老年护理保险建立于 2000 年 4 月 1 日,以县级以下地方政府(市、镇、村)为主体,护理保险金政府承担 50%,其中中央政府承担 25%,县级政府提供 12.5%,市、镇、村承担 12.5%。护理保险的对象分为 40—64 岁的人口和 65 岁以上的人口两类,他们分别承担保险金的 17% 和 33%。需要护理服务的老年人提出申请,政府组织的专门评估机构根据需要照顾的程度分为部分、轻度、中度、重度、最重度和特重度 6 种情况给予不同的补贴。①

新加坡的人口结构相对比较年轻,现在 65 岁及以上人口只有 22 万,约占总人口的 7%。到 2030 年,这一数字将上升到 80 万,占到总人口的 18%。政府未雨绸缪,考虑到在不久的将来新加坡医疗保健制度将面临人口老龄化的严重挑战,为了减轻不断缩减的就业人口的税收负担,于 2000 年建立了老年护理基金。其利息收入用于补贴社区医院、疗养院、日间康复、家庭健康检查、家庭护理以及由民间福利机构管理的护理中心的营运费用。该基金主要针对中低收入家庭的老人。2001 又推出了老年护理保险计划,为严重丧失行动能力的老人支付长期护理包括家庭护理的费用。老年护理保险是以精算为基础的终身保险,保费很低,可以用保健储蓄支付,投保人从 40 岁开始缴费,一直缴到 65 岁。该保险的现金待遇是每月 300 新币,最长可以支付 60 个月。

(四)加强社区卫生服务

社区卫生服务着眼于人的基本保健,是充分利用社区资源对社区人群

---

① 段云峰:《日本卫生保健制度改革与发展趋势》,《国外医学:卫生经济分册》2002 年第 4 期。

基本医疗、健康教育、健康促进、预防保健、康复和必要的社会服务的基层保健系统。在卫生服务利用方面,就诊人次的90%是在社区卫生服务,医院服务占10%。在人口老龄化的社会,政府或医疗保险机构可以通过社区卫生服务机构对老年高危人群进行干预和监测,推广经济、快速、方便的检测手段,使慢性非传染性疾病得以早发现、早诊断、早治疗,达到节约医疗费用的目的。社区卫生机构还可以根据老年人不同的卫生保健需求,建立健康档案,发展家庭病床,提供家庭出诊、家庭护理、日间观察、临终关怀等服务。世界各国医疗保险机构越来越重视社区卫生服务机构的作用。

英国社区卫生服务被认为是组织结构和服务功能最完善的,主要由全科医生提供服务。英国法律规定,非急诊病人必须先找自己的全科医生就医,否则不能享受到免费医疗服务。人们普遍认为,英国的全科医生"看门人"制度是其医疗费用保持低增长的关键原因。德国为了加强社区服务,调整医生的专业结构,提高全科医生的比例,将专科医生与全科医生6:4的比例调整为4:6,同时提高全科医生的收入,以鼓励更多的医务人员去从事社区医疗服务工作。[①]

第三节　科技进步带来新影响

一、医药科技发展的现状和趋势

在过去的100年里,医疗卫生的巨大变化是生物医学科学和医疗技术突飞猛进的结果。19世纪末20世纪初细胞病理学、遗传学等一系列生物医学基础学科的建立,成为现代医学发展的显著标志。而医学与各门自然科学和技术的紧密结合是现代医学技术发展的另一个标志。20世纪医学

---

① 王鸿勇:《国际医疗保险模式和改革发展比较分析》,《国外医学:卫生经济分册》1999年第2期。

进步给人们的深刻印象,就是在庞大的现代化医院中令人目不暇接的各种诊断治疗仪器和设备。从 20 世纪初的 X 射线、心电图,到中期的电镜、内窥镜、示踪仪、超声诊断仪,再到 CT 扫描、正电子摄影(PET)、核磁共振成像(MRI)等,使诊断学发生了革命性的变化。准确化、精密化、动态化、微量化、自动化、无伤害化已成为现代临床诊断的特点。此外,铁肺、肾透析机、起搏器、人工脏器等,显示出新技术、新材料在临床治疗中的重要作用。

在 20 世纪中叶以后,以心脏外科和移植外科为标志的外科学新成就显示了外科学的日益繁荣。1967 年,当巴纳德医生成功地将一位妇女的心脏移植到一个 54 岁男性体内时,移植外科与当时的太空航行一样受到公众的关注。随着人类对免疫系统的进一步理解,通过发展免疫抑制剂解决排异问题,为移植外科开拓了宽广的新领域。在过去 100 年里,外科不仅发展迅速,而且性质也发生了转变。20 世纪初期,外科基本上是缝合和摘除,而现在已转变为精确的修复和无止境的替代。随着腔镜外科的出现,手术也向着精细化、微创化的方向发展。

20 世纪 50 年代以后,分子生物学的建立以及人们从分子水平上阐明人体结构和功能研究的日益深入,为解决医学的重大问题如肿瘤、免疫、遗传、组织再生、抗衰老、药物开发等提供了理论指导。基础科学研究已改变了人们对机体及其与疾病斗争的理解,不少遗传病的致病基因及其他一些疾病的相关基因和病毒致病基因陆续被确定,进一步从本质上证实了基因是决定人类生、老、病、死和一切生命现象的物质基础。同时,基因工程也促进了新药物和新疗法的涌现。1986 年,美国科学家提出了阐明人类基因组的全部序列的人类基因组计划(HGP)。1990 年该计划正式启动,2003 年美国宣布完成。人类基因组计划的成果将成为现代生物学、医学用之不竭的源泉。与此同时,免疫理论与技术也渗透和影响到整个医学领域,并且通过对免疫系统与神经系统、内分泌系统之间相互影响的认识,促进了对人体整体性和有机联系的深入理解。神经科学的发展为治疗帕金森氏病和其他中枢神经系统的紊乱带来了新希望。90 年代后,人们更加重视脑科学研究中整合性观点的重要性,即认识到神经活动的多侧面、多层次性。由此可见,分子生物学、神经科学、免疫学、内分泌学等的发展,不仅深化了对人体基本结构和功能的认识,而且还从不同侧面揭示出机体的整体性和有机联系。现代医学已开始注意从生命物质运动各层次和层次间的相互关系及整合方面去探索生命的奥秘,极大地促进了临床医学的进步。

医学在已经征服了许多严重疾病、缓解了疼痛之后,它的目标似乎不再清楚并已变得混乱。随着医学技术飞速发展而形成的"技术至善论"将人们锁定在医学"能做,必须做"的雄心勃勃的幻想中:人类可以消除一切病痛,人的所有器官都像机器的零件一样损坏后可以更换。医学技术的发展在提高人类健康水平的同时,也面临着疾病总数增多的问题。一方面这是人们对机体认识不断深化的必然,但另一方面或许是人们越来越多地将人类生命中正常的兴衰变化看做需要药物加以缓解的疾病导致的,如绝经、机体功能随年龄增加而衰弱等。无论如何,有一点是可以确定的,随着医学技术的发展,医疗成本发生了变化,而医疗保障不仅要关心医疗的质量,也要考虑医疗保障的成本问题。

二、医药高新技术发展对医疗费用支出的影响

高新技术的发展,促进了医学进步,有利于提高健康水平、创造更大社会价值,但同时引发了医疗费用高速上涨,大大加重了社会负担。

(一)医学高新技术发展加剧卫生资源分配不公

临床医学中强调的广泛而昂贵的治疗虽然挽救了某些危重病人的生命,延缓了死亡的进程,但是这种关注疾病而忽视病人的倾向,以及为病人和社会带来的沉重经济负担越来越受到人们的批评。如何解决发展高新技术与适宜技术之间的矛盾,协调关心病人与治疗疾病之间的矛盾成为现代社会的迫切问题。美国一个负责医疗行政的人员曾计算,一次人工心脏手术所耗费的钱就相当于在诊所中 11900 人次保健门诊需要的费

用。在医疗资源总量确定的情况下,按这一种方式花钱,就等于把 11900 个保健门诊病人拒之门外,而反过来就会有一名心脏病患者失去延长生命的机会。① 在美国,批评高技术和高成本医学的人认为,在国家不能为全体公民提供昂贵医疗服务的情况下,能够给一个垂死的人换上一颗人工心脏,但却由于经费缺乏而不能对几百万名产妇进行产前检查,这其中存在是否公平的问题。很多专家认为,目前的高精尖医学技术多为事后治疗型技术,治疗范围及其疗效均存在一定局限性,其专科技术水平越高,其人群受益面和程度就越低,公平性也就越差,对于提高人群整体的健康水平作用越小。

(二)过分依赖医疗新技术造成的误诊导致医疗费用上涨

医疗高新技术出现后,医生过分依赖高新技术,病人过分相信高新技术。首先,在医疗过程中,医生最重视的是手中的检查报告,忽视了病人心理社会因素对疾病的影响。而病人最期望的是尽早做他所想做的"特异"检查,而不是尽可能地向医生提供更多的心理社会和生物信息,帮助医生分析诊断。这不仅淡化了医患关系,而且易造成误诊误治。其次,由于部分医疗活动实现了机械化、遥控化、信息化和高速化,使护患之间直接接触越来越少,疏远了护患之间的直接交流,影响了护患之间的情感表达和传递。这种医生和患者、护士和患者之间形成的"医护人员—机械仪器—病人"的关系,在国际上称为"医疗公害"。例如,二尖瓣脱垂是 1969 年根据 X 线造影观察到的病种。在 70 年代用 M 型超声心动图进行诊断,许多报告提出在女性中二尖瓣脱垂的检出率很高,可能超过 10%,成为最常见的心脏病。到 70 年代末,二维超声心动图产生后,人们发现先前使用 M 型超声心动图诊断出的二尖瓣脱垂很大一部分是误诊,如果医生能够更详细地为病人体检而不是完全依靠检查结果诊断,这些误诊完全可以避免。很明显,过分依赖高新技术设备,与现代心理—社会—生物医学模式的要求相悖,容易造成

---

① 陈洁:《医学技术评估》,上海医科大学出版社 1996 年版。

误诊误治,不仅给患者生理和心理上造成巨大创伤,也造成了大量的卫生资源的浪费。

(三)滥用医疗新技术产生医疗费用浪费

人们完全认识一项新的医药技术需要一定的时间。某些不成熟的技术在推广应用后,耗费了大量卫生资源,但最终被证实是无效甚至是有害的。例如,孕妇服用药物"反应停"引起了胎儿的畸形;早产婴儿进行吸氧治疗后引起晶状体后纤维化;胃病冷冻术的发明和大量应用不仅对治疗溃疡病无效,而且造成病人死亡的不良恶果。因此,高新技术必须以审慎的态度使用,否则将造成对病人健康的损害,同时造成医疗费用的浪费。但目前在市场经济的冲击下,各家医院为了经济利益,采取各种物质奖励办法促使医生多开高技术检验单,医生在开检验单时,考虑诊断疾病的适应性和患者的经济承受力少了,考虑自身的经济利益多了。这严重影响了医患之间的相互信赖的关系,也影响了医患之间的沟通,给诊疗带来不利的影响。医学技术的发达有可能导致不必要医疗需求和医疗供给的增加,不但造就出更多的病人数而且导致人群总体健康水平的下降。美国一项研究表明,至少有20%的临床检查属于没有必要,另一项对某教学医院的调查认为47%的临床检查可以取消,并且不会影响医疗质量。美国对某年度冠状动脉再造手术的调查发现,其中25%的手术缺乏医学上的适应证。国外一些卫生经济学者认为,医学技术的发展可以分为三个阶段。第一阶段为"非技术"阶段,这一阶段医院和医疗服务改善健康状况的作用很小,治疗成本也很低。第二阶段为"半技术"阶段,这一阶段许多疾病的治疗成为可能,如器官移植和癌症外科治疗等,这一阶段的治疗成本很高。第三阶段称为"高技术"阶段,这一阶段对疾病的发生有了比较清楚的认识,并且可以通过预防措施来控制疾病的发生,例如免疫技术的应用,这一阶段的医疗费用也相对较低。在过去的30年中,医疗部门主要通过发展"半技术"来治疗许多疾病,这些技术的发展使得医疗费用逐步上升。

三、医疗保障费用控制的四项主要措施

高新技术的使用、人口老龄化等造成的医疗费用上涨给许多国家带来了沉重的经济负担。进入 20 世纪 70 年代以来,随着发达国家经济陷入长期滞胀、财政赤字居高不下的境况,以福利制的统包全付为特征的医疗保障制度逐渐步入连年超支、难以为继的困境,各国纷纷进行医疗保障制度改革,以协调保障水平与经济发展之间的关系,控制医疗费用不合理增长。

(一)严格控制大型医用设备的配置

在长达半个世纪的发展历程中,人们逐渐认识到高新技术在发展阶段其临床安全有效性和经济有效性不能得到保证,有必要加强技术评估和配置管理工作。各国普遍对大型、昂贵的医疗设备等资源的配置实施区域卫生规划,加强管理和控制。

1976 年美国通过的食品、药品、化妆品修正案赋予了食品药品管理局(FDA)对进入市场的设备进行审查和批准的权利。核磁共振(MRI)就是第一个通过认证批准后进入美国市场的影像学产品。德国联邦医生和疾病基金会常务委员会的医疗工作委员会负责对新技术是否纳入支付范围进行审核,该委员会同时负责评价和再评价现存的医疗技术。葡萄牙 1998 年立法规定卫生部负责全面控制大型医用设备的购置,私立部门购置设备也必须纳入管理。英国政府规定,全国拥有的 CT 和 MRI 按百万人口 4.3 台和 0.9 台的水平配置。法国在 1970 年就建立了非常严格的规划和控制体制,对大型设备实行配置上限制度(Planned Ceiling)。日本以前没有对医院设备加以限制的政策,结果人均接受 CT 检查的次数最多,近年来日本开始规划各区医院床位的最高限额,并提出昂贵设备共同利用和开放国立医院等办法。美国 20 世纪 70 年代实行了"设备需求证书"(Certificate of Need)法案,规定医院购买超过 10 万美元以上的设备,必须经过卫生主管部门的审批,但因医疗机构的强烈反对,实行数年后夭折。

(二)建立医疗费用分担机制

美国兰德公司的意向对比实验表明,95％的自费组与免费人群组相比,人均费用下降60％;而且医疗服务的次数与用药量也随自付比例的增加而减少,但整体来看并不影响被保险人的健康状况。为增加患者的费用意识,许多国家逐步实行了费用分担制。常用的方法主要有起付线(Deduetible)、共付线(Co-payment)、封顶线(Ceiling)以及它们的不同组合。

在药品使用方面,从1982年至1990年,英国把每种药品的自付标准从1.3英镑逐步提高到3.05英镑。德国在1989年出台的《医疗改革法》规定,对1/3的医疗保险药品实行定额支付,差额由患者负担。葡萄牙在1984、1986、1988年先后三次规定并调整了医疗保险4类药品的自付比例。① 英国的国家卫生服务保障制度自1979年起,增加了配眼镜和牙科治疗的自付费用;1987年又规定了牙科治疗费用的最高支付限额为115英镑,常规治疗超过17英镑的部分,自己要负担40％。日本从1999年开始,政府管理的健康保险制度中个人负担的医疗费用从10％提高到20％。从2000年起,德国法定医疗保险为住院患者所支付的住院床位费,在西部由每天25马克减为17马克,在东部由20马克减为14马克,相应地增加了患者自付费用。

(三)加强政府部门对医疗服务特别是药品价格的管理

传统的医疗服务价格由服务提供者制定,这种由供方主导的、可自由变动的价格是造成医疗费用上涨的主要原因之一。许多国家都对医疗服务的定价方式进行了改革,实行政府定价或由保险机构与医疗机构协商定价,用统一的价格引导医疗行为的规范化。

德国1989年出台的《医疗改革法》规定,建立药品价格参考体系,制定药品参考价格的实施细则和药品价格目录。到1997年1月1日,大约有

---

① 穆怀中:《社会保障国际比较》,中国劳动保障出版社2001年版。

339 种药物和 27 种药物化合物(占市场的 60%)确定了参考价格。该法还明确规定,所有的疾病基金会都必须按照规定的价格支付药品费用,制药行业从法定医疗保险获得价格补偿。1983 年,英国有选择性地降低了一部分药品的价格后又实行了药品价格冻结方案。日本厚生劳动省根据医学的发展每两年更改一次"诊疗报酬分数表"和"药价标准表",临床检查、治疗、药价都有相应的分数,医疗保险机构根据分数的多少支付费用。

(四)实行医疗费用包干的总额预付制

医疗保险的传统偿付方式是按照医疗服务量进行事后偿付(按项目付费),医生为了追求经济利益,往往过度提供医疗服务,造成医疗费用快速上涨。各国在研究如何合理控制医疗费用的实践中,对医疗费用的结算办法进行了各种各样的尝试,得到大多数国家普遍认可的办法是实行总额控制下的预付制。这种办法的特点是通过制定预付标准和总量来约束医疗提供者的医疗行为,使其共同承担经济风险,规范医疗行为,自觉、自愿使用适宜技术,控制医疗费用。各国的实践说明,医疗费用由以前的按项目付费改为实行总额预算、按病种付费或实行医疗费用包干已经成为各国医疗保险费用支付制度发展的趋势。美国老年人医疗照顾计划实行按病种付费 5 年后的总结报告表明,美国 65 岁以上老人住院率每年下降 2.5%,平均住院天数从 1982 年的 10.2 天缩短为 1987 年的 8.9 天。[1]

德国在 1993 年 1 月 1 日生效的门诊医疗紧急法案对 10.9 万名医疗保险医生的门诊经费实行总额预算管理,预算总额以 1991 年门诊医疗费用总支出额为基础计算,并规定只有在医疗保险基金总量增加的情况下,预算才可得到增加。但也规定了例外情况,如门诊外科手术每年预算增加 10%,预防性治疗每年增加预算 6%。在住院医疗服务费用方面,1993 年前德国实行的是根据医院床日成本和住院率确定的床日支付标准向医院支付费

---

[1] 王鸿勇:《医疗费用控制机制的发展趋势》,《国外医学:卫生经济分册》1998 年第 3 期。

用。这种支付办法既不能鼓励医院合理地利用医疗卫生资源,也不利于有效地控制住院医疗费用。所以1993年出台的《健康结构法》取消了以往按床日支付住院医疗费用的办法,并逐步实行按病种结算住院医疗费用。对还不能按病种结算的医疗费用逐步实行费用支出预算封顶措施。到1996年已经实现了对76个外科手术及其护理的住院服务实行按病种付费,对152个外科手术实行一次性付费。日本自1998年开始在10个医院中对183种疾病进行按病种付费的试点,并决定在进行评价后在全国推行。[①] 此外,丹麦、荷兰、意大利、哥斯达黎加等国家也主要采取了按服务人数进行费用包干的总额预付方法,阿根廷、澳大利亚、匈牙利在住院医疗费用结算中主要采取了按病种付费的方式,而英国、加拿大、爱尔兰等国对医疗机构实行医疗费用的总额预算。

---

① 段云峰:《日本卫生保健制度改革与发展趋势》,《国外医学:卫生经济分册》2002年第4期。

第七章
我国民族地区医疗卫生服务需求与利用分析

第一节 方法论基础：公共产品理论和信息经济学

一、公共产品理论对医疗保障制度的分析

（一）医疗保障产品属于公共产品的范畴

公共产品（Public Goods），指的是具有消费或使用上的非竞争性和受益上的非排他性的产品，与"私人产品"相对。所谓公共，就是共享的意思。在既定的条件下，公共产品的利益并不归属某个人"私有"的财产权利，在市场交换的原则下，这种产品的交换行为难以产生，消费者与供给者之间的联系被中断，虽然存在市场需求，但却没有市场供给，这时政府必须介入，补充这个市场缺陷，由此，公共产品诞生。公共产品相对于私人产品具有三个典型的基本特征：

1. 非排他性。如果将一公共产品提供给某个集体，它就不可能或者要花很大的成本才能阻止其他人从中受益。

2. 非拥挤性。同一单位的公共产品可以被许多人消费，它对某一人的

供给并不减少对其他人的供给。

3. 不可分性。相对而言,公共产品如国防和外交等是不可分的,且大部分的公共产品都要考虑规模经济问题,如铁路、桥梁和博物馆等也是不能进行分割使用的。

公共产品又可分为纯公共产品(Pure public goods)与准公共产品(Quasi-public goods)。纯公共产品,比较典型的是国防。准公共产品又分为两类:一类称为自然垄断型公共产品,是与规模经济有联系的产品,如下水道系统,供水、供电系统;另一类是优效产品(merit goods),即那些无论人们的收入水平如何都应该消费或得到的公共产品,如中小学教育、卫生保健、养老保险等。优效产品是相对劣效产品而言,一般是指对个人和社会均有益且效用较高的物品(或劳务),如初级教育、飞机上的安全带等,而烟草、大麻则是典型的劣效产品。优效产品与公共产品的区别在于是否有消费者的排他性。纯公共产品、准公共产品与私人产品有着很大的不同,它们之间的区别见表7.1。

表7.1　纯公共产品、准公共产品与私人产品的区别

特点	纯公共产品	准公共产品	私人产品
1. 消费时能否可以分割	不可以	部分可以	可以
2. 购买时能否可以独享	不可以	基本不可以	可以
3. 购买方式	间接支付,如税收	部分间接、部分直接	自己直接支付
4. 分配原则	政治投票	政治投票与市场购买	市场价格
5. 个人有无选择自由	没有	几乎没有	有
6. 不购买可否享用	可以	部分可以	不可以
7. 是否可以鉴定好坏	不容易	不太容易	容易鉴定
8. 使用时的浪费情况	不容易	浪费较多	较少浪费
举例	国防、警察	义务教育	汽车

医疗保险产品属于典型的优效产品,具有拥挤性,当消费者的数目从零增加到某一个可能是相当大的正数即达到了拥挤点(point of congested)以后,增加消费者会减少全体消费者的效用。由于医疗保险消费过程具有强烈的私人产品性质,因此如果政府要免费提供或象征性地收费,人们就可能

过度消费该产品,就造成拥挤性的加剧。而事实上人们总是希望国家免费供给医疗保健供人们尽情享用,这是一种"搭便车"的心理状态,这种情况在福利国家是普遍存在的。

公共产品的性质决定了私人(厂商)是不愿生产这类产品的,所以公共产品生产的主体是政府应是没有疑问的。而私人产品的性质具有产权上的排他性和消费上的可分割性,这决定了私人厂商乐意生产。当这类产品无人生产时价格就会提高,可以吸引大批生产者进入该领域;反之,当大量生产者涌入时,生产过剩、价格下跌,又会有许多人自动退出。所以对于私人产品,只要不产生政策性垄断,由厂商生产比之政府生产效率要高得多,其利益与风险均由厂商承担,不必担心消费者没有可供选择的消费品。

准公共产品生产的主体不是单一的。对于准公共产品,一般认为由厂商生产、政府实行补贴比较理想。准公共产品是消费者所需要的,但由于消费量的制约,若没有政府补贴,厂商收益得不到保证,生产就会受到影响;而如果其完全由政府来生产,则又可能因吃"大锅饭"而降低应有的效率。

同时,不能绝对地否定政府在私人产品生产中的作用。政府在两个目的的支配下,不仅可以而且必须生产私人产品:一个目的是为了限制该产品的使用量,使稀缺资源得到合理利用。资源的稀缺性表明需要对某些资源的使用加以限制,以实现社会经济的可持续发展。而私人部门有可能为了眼前利益而掠夺式地使用稀缺资源,造成部分资源枯竭。另一个目的是为了打破垄断,实现社会公平的目的。政府只要是出于这两个目的,就可以生产私人产品。

从总体来说,政府生产私人产品需要解决委托代理的利益机制与委托代理的成本问题,如果能将这两个问题解决好了,政府生产私人产品的绩效或许会更高一些。公共产品的供给主要涉及两个问题:公共产品的供给效率问题和公共产品的供给价格问题。由于公共产品具有非排他性,因而难免产生"搭便车"的问题。"搭便车"问题的存在总的来说是由道德行为和自然行为两方面引起的。从道德行为讲,是人的利己性或称利己主义;从自然行为讲,是因为公共产品自身行为存在的非排他性。即某一消费者,若他需要消费这类产品,他可不支付任何费用而消费,这也就决定了他在这种情况下是不会支付"无谓的价格"的。"搭便车"本身使资源成本无法收回,影响了资本投入的回报,是一种缺乏效率的表现。这也就决定了在市场行为下,公共产品供给会出现严重短缺,从而造成社会福利的损耗。

公共产品供给的定价一般可以选择以下方式:第一,边际成本定价原则。一般福利的最适度相应于所有东西都在边际成本上出售。第二,竞争性价格机制的引入。实行价格听证制度,使生产者、消费者和管理者之间形成公开定价的机制;实行公开的招投标制度,在生产厂家之间引入竞争机制;对公共产品供给的价格管理,进行价格调控,对公共产品进行政府定价、限价等。由于医疗保障属于准公共产品范畴,既具有公共产品性质,又具有私人产品性质。这类产品的消费既要由个人付费,又需要由政府支付部分成本,以保证这类产品的有效供给。其供给有两种方式:一是由私人来提供,政府实行补贴;另一类是政府和私人分工合作联合提供。

(二)运用公共产品理论分析医疗保障产品的供给与需求

1. 需求和供给。需求是在一定价格和经济收入水平下所能得到的商品或服务的需要量。在任何时候,一种商品或服务的市场价格与这种产品或服务的需求量之间存在着一定的关系,反映这种关系的图表就是需求曲线图(见图7.1)。个人需求曲线水平相加就是总需求曲线。需求曲线具有向右下方倾斜的规律,当一种商品或服务的价格上升时(同时,其他条件不变),它的需求量减少。衡量需求曲线陡度的指标是价格弹性,即需求量变化与价格的变化率之比。价格弹性小,如小于1,当医疗服务价格变动时,对需求量影响不大,曲线较陡直,这对医生很有利;反之,价格弹性大,如大于1,医疗服务价格变动则对需求量影响大,这是通过价格控制的办法对需求量产生影响。表示价格与愿意提供的商品或服务量之间关系的曲线是供给曲线,一般来说,价格越高,愿意提供的量越多,供给曲线越具有向右上方倾斜的性质。

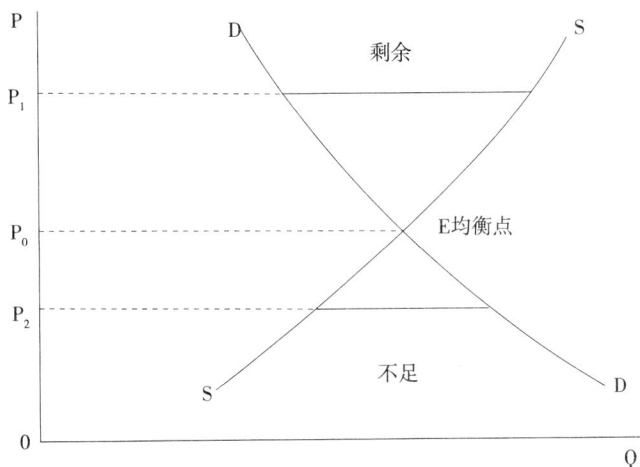

图 7.1　供给曲线 S 与需求曲线 D 相交的 E 点

中国原来公费和劳保医疗制度的短期供给曲线基本上是一条垂直于横轴的直线。这是由公费、劳保医疗制度下的经费预算和管理方式所决定的。它们的发展取决于政府和企业发展的计划,政府和企业对它们投入的资源一旦确定,它们的供给量在计划期内就是相对不变的。

2. 供给与需求的均衡。把供给曲线与需求曲线结合起来就能够说明在市场上价格是如何被决定的。在市场上发生作用的力量彼此相等的时候的价格和数量水平就是市场价格的均衡,在图 7.1 中就是供给曲线 S 与需求曲线 D 相交的 E 点,在这一价格和数量水平上,买者愿意购买的数量正好等于卖者愿意出售的数量,因此,不存在或价格或数量变动的趋向(除非某一事件使供给曲线或需求曲线移动)。在图 7.1 中,当价格为 P_1 时,愿意供给量超过愿意购买量,市场上出现剩余,提供者要出清供给量就必须压低价格,价格沿曲线向下变动趋向均衡点,当价格为 P_2 时,市场上出现不足,购买者为得到需求的商品和服务就必须出高价,因而价格沿曲线向上变动趋于均衡点。供给与需求的作用是动态的,在均衡点周围逐步调整,逼近均衡点。

在完全市场条件下医疗保险产品的供给与需求是指居民个人筹集、支付自己的医疗费用,同时医疗服务提供完全依靠市场需求调节。居民个人能够享有的医疗保险产品取决于其经济能力,需求曲线是向右下方倾斜的曲线。个人支付费用总量决定供给量,支付费用多,提供的服务多,供给曲线就越是向右上方倾斜的曲线。

以上是在理想的状况下对医疗保险市场的分析。事实上,在医疗服务市场,一般的市场供求原则很难实现。这是因为在医疗服务市场,产品价格上升,医生则可以通过改变病人对自己需求的感觉和对医疗技术满足自己需要能力的感觉,直接影响到病人的需求,这样需求的服务量与价格上涨不能形成正比例关系,导致市场规律失灵。在现实生活中,居民利用医疗卫生服务时,由于居民对医疗卫生服务的无知,医师引导甚至决定他们利用什么,利用多大的量,都具有供给主权行为。随着时间的推移,为了获取较大的经济利益,医师(以患者利益为中心的道德高尚的医师除外)和医疗卫生机构将不可避免地利用供给主权行为来抬高价格,即供给曲线上移,移动速度要保持医师在居民中较高的经济和社会地位。医师利用供给主权行为把供给曲线向左上方移动时,社会经济也在发展,居民的曲线向右上方移动。但是,由于社会财富不是平均分布的,在出现向少数富人集中的情况下,大多数居民的财富增长不多或没有增长,需求曲线向右上方移动的速度一般没有供给曲线向左上方移动的速度快,或者说医疗卫生服务价格上涨速度比居民经济能力增长的速度快。即在自费医疗制度下,可能会有越来越多的居民得不到社会经济发展所能给予的医疗卫生服务。由此可见,医疗保障产品是特殊的产品,用一般的产品供需理论虽然能分析基本的供求趋势,但是不能完全解释医疗保障产品的供求和价格决定,特别是存在医师利用供给主权可以人为制造需求的问题和消费者在存在"第三方"付费的情况下容易过度利用卫生资源的情况。对这些问题我们就需要另外一种理论——信息经济学——来加以分析和研究了。

二、信息不对称理论

1961 年,斯蒂格勒(George J. Stigler)在《政治经济学》杂志上发表了《信息经济学》的论文;同年,维克瑞(William Wikrey)在《财经》杂志上发表了《反投机、拍卖和竞争性密封招标》的论文。这两篇文章的发表标志着信息经济学的诞生。许多重要的信息经济学专题都以对策论为基础,例如信号和逆向选择、机制设计、合同与道德风险、拍卖、声誉等。这些问题大多涉及信息不对称。从本质上讲,信息经济学是信息不对称博弈论在经济学上的应用。在信息学文献中,通常将博弈中拥有私人信息的参与人称为"代理人"(Agent),不拥有私人信息的参与人称为"委托人"(Principal)。据此,信息经济学的所有分析都是可以在委托人—代理人的框架下进行。

(一)信息不对称和逆向选择问题

当人们进行交易时,产品的质量是重要的特征。在许多情况下买主不了解产品质量,真正了解产品质量的是卖主。不同的卖主(厂商)提供的产品质量不同,那些质量差的产品(次品)的卖主为了自己的利益将质量特征的信息"隐藏"起来。这个时候所有的卖主都说自己的产品是好产品。而对于买主而言,他们无法区分谁在说真话,谁在说假话,只能根据对整个市场的估计决定购买数量以及决定支付的价格。在好产品和次品被顾客以同样的方式对待时,次品在成本上具有优势,从而可能在销售上占有优势。当顾客发现所购产品并非如估计的那样好时,他们会进一步降低对产品质量的估计水平,降低愿意支付的价格。此时,则可能将成本高的好产品淘汰出市场,留下的是次品。市场的这种结果使得好产品在竞争中失败,而次品却留在市场中,违背市场竞争中优胜劣汰的选择规则。

1970 年,阿克罗夫对旧车市场(次品市场)进行了分析,开创了逆向选择理论。逆向选择说明了假冒伪劣产品对市场的破坏作用。它们有可能将好产品挤出市场,并且最终摧毁消费者对市场的信任,导致市场的萎缩,这种现象在市场上是很常见的事情。

当"质量"的信息可以被隐藏起来时,一些企业就可以采取非价格的竞争手段。它们并不是通过提高生产效率,降低成本进而降低价格来进行竞争,而是利用消费者无法将他生产的产品同其他企业的好产品区别开来,通过降低产品质量来降低成本,从而在价格上占据竞争优势。实际上,这不是真正的价格竞争。这种行为对市场是有害的。

但在一些情况中,能够隐藏信息的是买主,而不是卖主。例如健康保险市场就是这种情况。在医疗保险中,那些知道自己的身体状况不佳,随时都可能住院的人最有积极性购买保险,而那些身体状况良好的人购买保险的愿望就会小一些。在这种情况下,保险公司提高保险价格(降低赔偿金额)是有可能将风险较少的顾客(好顾客)逐出保险市场,而留下了那些随时会发生危险或需要赔偿的顾客。这就是逆向选择问题。

在交易过程中,"价格"大多是相对于"数量"特征而言,但是,当"质量"特征的信息对于交易者变得不明确时,传统的价格竞争模型将失去对经济现象的解释力。"质量"的信息对于市场的存在变得重要起来。显然,这种问题不仅仅是旧车市场和保险市场的问题。它实际上是一个十分普遍的广泛存在于经济社会中的问题。我们可以看到经济社会如果不能很好地解决这些问题(将好坏区分开来),那么,市场很可能不复存在。如何将不同质量、不同特征的产品区别开来,成为经济社会非价格制度的重要内容。

信息的甄别、区别产品特征的方法可以由不知道私人信息的人确定。也就是说,委托人(旧车买主和保险公司)制定出一套策略或合同,供卖车人或投保人选择。例如在健康保险市场上,保险公司可以制定出针对不同投保人特征的合同。当然,当质量不同的产品混在一起而无法让消费者或顾客区别开时,企业也会主动地"显示"出自己的特征,表明自己的产品质量较好,以便让顾客把它同质量不好的产品区别开。在经济社会中,对"制度"的信任是信任"信号"的首要基础。因此,经济制度的重要功能之一是使得经济社会中的活动者能够通过经济制度显示自己的真实信号。在拥有私人信息的代理人试图通过信号的传递活动将自己的特征同其他社会成员区别开时,被社会共同信任的经济制度将发挥重要作用。

逆向选择问题说明了在市场经济中对信息真伪的甄别是十分重要的。委托人可能通过多样化的手段甄别具有私人信息的代理人的特征。但是对代理人主动传递的信息真伪的甄别也是十分重要的。在这个时候,政府及法律部门对信号的管理具有重要的作用。在此基础上建立的经济制度应该成为有效地传递真实信息的基本工具或手段。

(二)道德风险

在交易双方签约后,当委托人的利益还要取决于代理人的行动时,委托人的利益实现就有可能面临着"道德风险",委托人不能肯定代理人是否愿意或有积极性去实现委托人的利益。在经济学中,道德风险主要涉及在契约中无法明确规定的代理人的行动选择。对于这些行动选择,代理人相对于委托人具有私人信息,具有隐藏性,委托人无法观测到这些行动。代理人对这些行动的选择将影响到委托人的利益。例如,病人到医院治疗,病人已经支付了治疗费。按照契约,病人应该得到相应的治疗。但是,医院派什么水平的大夫为病人治疗,大夫在治疗中是否认真负责,这些行动的选择取决于医院,普通的病人无法知道自己是否得到了医院能够给予的最好的或恰当的治疗。

(三)激励的方式

为了避免出现道德风险,如何激励他人采取有利于自己的行动就是关键。应该说承诺本身就是一种激励,价格制度的本意也是激励他人从事或不从事某些行为。但是,当存在着信息不对称时,这种方式是不充分的。机制设计说明了一个基本的思想:从事后的结果再来决定最终支付的价格是多少(如经理的工资、员工的工资);或者,事后由于道德风险可能带给委托人的风险在合同中被部分地(或全部地)转变成代理人自己的风险,例如定额包干制度就是这样的机制。如果不承包,风险由委托人承担;承包后,风险由代理人承担。个体理性的决策者会使他人遭受道德风险的损害,但不会使自己的行动伤害自己的利益。但是,激励的具体形式是什么,在不同的情况下,哪一种方式比较合理,这就是十分复杂的问题了。例如,人们可以通过契约或合同较为正式地解决相互激励的问题,契约或合同可以较为详细地规定在各种可能的情况下,双方的利益安排是什么。这种以契约或合同解决问题的方式需要以法律的约束力为基础。

另外,人们也可以通过"信誉"的方式解决问题。任何一个人都不可能不同社会保持相应稳定的、长期的关系(重复对策)。在这个时候,"信誉"是他们获利的重要"资本"。通过信誉解决道德风险问题,经济社会产生了对"职业道德"的需要。经济社会对不同的职业形成了"职业道德"的要求和评价标准。那些不能按照这种标准进行职业活动的人,有可能失去职业资格,这种威胁使得社会成员自觉约束不道德行为。社会职业道德观念的形成,以及对不道德行为惩罚都是解决道德风险的重要手段。

在医疗保障实践中,由于存在着"第三方"付费,因此对医疗保障管理机构和医疗服务机构的机制设计更为重要。在医疗费用结算中,实践中存在着各种方式,目的是诱导医疗服务机构采取有利于医疗保险机构的行为,但是信息经济学原理告诉我们,通过信誉的方式,督促医疗服务机构树立良好的职业道德也是一个重要的方面。

(四)逆向选择、道德风险对医疗保险管理的分析

1. 私人医疗保险市场的不确定性。私人医疗保险市场存在着许多特殊性和不确定性,从信息不对称的角度来看,首先是逆向选择的存在,其次是道德风险问题。经济学们将医疗市场与标准竞争性市场进行比较之后,发现前者具有许多特殊性。标准竞争性市场与医疗市场的区别见表7.2所示。

表7.2　标准竞争性市场与医疗市场的区别

标准竞争性市场	医疗市场
有许多卖者	医院的数量有限(除少数大城市以外)
商品具有同质性	商品具有不同质性
买者的信息是充分的	买者的信息是不充分的
公司的目标是利润最大化	大部分医疗不以赢利为目的
消费者直接付款	消费者只支付一部分费用

由于医疗保险市场同标准竞争性市场的差异,导致信息极度贫乏。主要体现在几个方面:首先,患者对有关医疗的信息缺乏,不具备专业方面的常识;第二,消费者要想了解这些信息就只有向医生咨询,而医生恰恰是出售这种商品的人,消费者难以公正全面地了解这些信息;第三,消费者即使获得了一些信息,也不一定能够作出完全正确的理解和正确的判断;最后,失误的判断很可能导致错误的选择。而错误选择的成本很高,与其他商品相比,在许多情况下它往往具有不可更改性、不可重复性甚至不可逆转性等特点,因此,患者对医生又产生了信息上的依赖,难以自己决断。[1]

2. 交易费用过大。私人医疗保险制度的交易费用被认为高于公共医疗保障制度下的交易成本,[2]其中部分原因是前者的会计成本和诉讼成本占了相当大的比例,而会计成本和诉讼成本的高昂被认为主要是由于信息贫乏造成的。较高的交易费用直接导致了两个后果:一是减少了医疗福利水平。主张医疗保障实行福利体制的人们,正是抓住这个理由,认为在没有第三方付费的情况下,就减免了交易成本,从而可以提高资金的利用率。二是导致医疗保险产品价格上升。由于交易成本高,保险产品价格昂贵,买不起保险的人口比例可能会逐年增加,这又是主张实行社会保险的人们所坚持的一个重要理由。事实也是如此,以私人医疗保险制度普及面较广的美国为例,1980年没有保险的人口比例为12.5%,到1992年这一比例增至

---

① 赵曼、吕国营:《社会医疗保险中的道德风险》,中国劳动社会保障出版社2007年版。
② 谢家智:《统筹城乡社会保障制度构建中政府责任定位的思考》,《西南政法大学学报》2007年第6期。

16%，即3890万人口没有任何医疗保险。这与医疗保险产品价格上升是有关系的。

3. 逆向选择。导致医疗保险市场供给不足的重要原因之一是逆向选择。不同的人感染疾病的概率是不同的。从理论上讲，天生体弱者只有支付较高的保险费才能买到医疗保险，但是，逆向选择的结果是高风险的人隐瞒其真实风险状况，积极投保的人很可能都是天生体弱的人。其结果是促使购买医疗保险人群的不断筛减。低于平均风险的人要承担平均风险水平的费用，认为划不来，就要缩减购买需求；高于平均风险的人要增加保险费用，否则会被拒之门外，这种恶性循环继续下去将会使退出市场的人越来越多。很多国家坚持强制性的社会医疗保险，就是为了从根本上解决逆向选择的问题。

4. 道德风险。无论是社会医疗保险还是市场医疗保险，都存在道德风险问题。在存在第三方付费情况下，医患双方可能进行"勾结"，共同牺牲第三方的利益。所以，医疗保险的重点难点是在参保之后的医疗消费过程之中。但是，由于"健康"的标准和治疗的效果与其他"产品"相比很难界定和度量，医疗行为和过程难以标准化、程序化和规范化，因此，医疗消费的监管既受技术制约还受成本的制约。从更广的范围看，道德风险还会表现在医疗消费环节之外，参保以后人们很可能较少努力地去避免风险，如不太注意饮食、吸烟和不太注意锻炼身体等等。个人减少了健康预防措施势必影响医疗保险的需求概率等，其结果必将是私人成本与社会成本的背离。社会医疗保险越全面，参保人对其行为后果承担的责任就越少，越容易过度消费，这也是医疗保障水平不能过高的一个原因。

5. 通过运用信息经济学对医疗保险市场的分析发现，医疗保险制度可持续性发展以及管理问题比建立一个制度更加困难，尽管信息经济学不能提供一个有针对性的立竿见影的管理医疗保险的对策，但是该理论对医疗保险运行中的漏洞和弊端的分析是深刻的，一针见血的，因此该理论是对医疗保险制度设计、政策制定和管理运行进行分析和评价的有力工具。

第二节　民族地区卫生筹资能力研究

一、我国现行医疗卫生筹资方式

我国现行医疗卫生筹资方式是由个人付费、政府筹资、商业保险、社会保障等几种模式构成。这几种模式体现在以下 6 种医疗卫生保障制度之中：

1. 公费医疗

其保障对象是国家行政机关、事业单位的国家编制预算内开支工资的工作人员。公费医疗资金实质上来源于国家税收。

2. 城乡职工基本医疗保险

基本医疗保险基金由统筹基金和个人账户构成。职工个人缴纳的基本医疗保险费全部计入个人账户。用人单位缴纳的基本医疗保险费分为两部分,一部分用于建立统筹基金,一部分划入个人账户。划入个人账户的比例一般为用人单位缴费的30%左右,具体比例由统筹地区根据个人账户的支付范围和职工年龄等因素确定。

3. 新型农村合作医疗制度

新型农村合作医疗制度筹资分地区而不同,西部地区以政府筹资为主,东部地区以个人筹资为主。

4. 社会医疗救助

社会医疗救助制度以政府税收筹资和社会捐助为主。

5. 商业健康保障

这是由个人支付的商业保险。

6. 个人直接付费

城镇非正式就业群体以及农民仍以个人直接付费为主。尽管新型农村合作医疗制度已经接近全覆盖,但补偿比例在大部分地区低于50%。

从表7.3—表7.5我们可以知道：3个省的人均卫生费用都在300元以上，经济越发达人均卫生费用越高。按照国际惯例，卫生总费用至少是GDP的5%。然而，不论是从全国的范围还是从这3个省份来讲，卫生总费用都占不到GDP的5%。换句话说，我们的卫生投入还是有些不足的。

表7.3 2005年部分地区居民支付能力比较

地区	人均生产总值（元）	城镇居民可支配收入（元）	农村居民纯收入（元）	人均卫生费用（元）
浙江	28160.00	16294.00	6660.00	964.92
广西	8762.00	8916.80	2494.70	381.70
青海	10043.00	8057.85	2165.11	320.00

表7.4 2005年部分城市医疗筹资水平估算

地区	财政预算收入			生产总值（亿元）	卫生费用支出（亿元）	卫生费用支出占GDP（%）
	合计（亿元）	中央财政预算收入（亿元）	地方财政预算收入（亿元）			
浙江	2115.00	948.00	1067.00	13340.00	441.66	3.93
广西	475.37	92.34	283.03	4063.30	163.6	4.93
青海	63.33	29.57	33.76	543.20	20.00	4.42

表7.5 2005年全国医疗筹资水平

	卫生总费用（亿元）				人均卫生费用			卫生总费用占GDP（%）
	合计	政府预算卫生支出	社会卫生支出	个人现金卫生支出	合计	城市	农村	
全国	8668.19	1560.8	2586.41	4520.98	662.3	1122.8	318.5	4.73

二、民族地区卫生服务需求分析

我们选取了青海西宁、浙江景宁、广西贺州三个少数民族分布较为集中的地区，以家庭为单位发放问卷，回收有效问卷2587份。

（一）被调查者的基本情况

1. 青海西宁

共完成问卷 1041 份,被调查者平均年龄为 33.57±13.65 岁;其中男性占 49%,女性占 51%。民族以汉族最多,占 51.6%,其次是回族占 21.0%,藏族占 18.3%;70.2% 为非城镇居民。家庭人口数以四口之家最多,占 38.2%,其次是三口之家占 25.4%,六口人以上家庭占 9.6%;家庭成员中受教育程度最高的是初中和高中文化,占总人数的 57.4%,大学及以上学历只占到了 16%。

2. 浙江景宁

共完成问卷 499 份,平均年龄为 46.28±15.05 岁;性别构成以女性为多,占 66.8%;99.4% 被调查者为畲族,汉族、瑶族只占 0.6%;且 97.0% 为非城镇居民;家庭人口数以四口之家最多,占 46.2%,五口人以上占 28.3%,三口之家占 22.7%;家庭成员中受教育程度最高的是初中,占总人数的 55.7%,其次是高中占 26.4%,大学及以上学历只占到了 2%。

3. 广西贺州

共完成问卷 1047 份,平均年龄为 40.31±13.51 岁;被调查者中男性占 66.3%;民族以汉族为主,占 56.5%,其次为瑶族占 43.1%;98.8% 被调查者为非城镇居民;家庭人口数以四口之家最多,占 54.6%,五口人以上占 19.8%,六口人以上占 12.1%,三口之家比例占 11.9%;家庭成员中受教育程度最高的是初中,占总人数的 55.3%,其次是高中或中专占 32.2%,大学及以上学历只占到了 1.0%。

三个地区的被调查者基本情况比较见表 7.6 和表 7.7。

表 7.6　三个地区的基本情况

基本特征	青海西宁	浙江景宁	广西贺州
年龄（岁）	33.57±13.65	46.28±15.05	40.31±13.51
性别（男）（%）	49.0	33.2	66.3

续表

基本特征	青海西宁	浙江景宁	广西贺州
主要少数民族(%)			
回族	21.0		
畲族		99.4	
瑶族			43.1
工作类型			
非城镇居民(%)	70.2	97.0	98.8
总调查人数	1041	499	1047

表7.7 三个地区家庭人口数比较

家庭人口数(人)	青海西宁		浙江景宁		广西贺州	
	人数	百分比(%)	人数	百分比(%)	人数	百分比(%)
2	45	4.4	13	2.6	16	1.5
3	257	25.4	112	22.7	123	11.9
4	387	38.2	229	46.4	566	54.7
5	226	22.3	120	24.3	205	19.8
6人以上	97	9.6	20	4.0	125	12.1
合计	1012	100.0	494	100.0	1035	100.0

从上面的数据我们可以看出,三个地区被调查者主要是非城镇居民,家庭人数以四人居多,家庭受教育程度最高多为初中和高中文化程度。非城镇居民比例高可以判断出人们以务农为主;家庭人数以四人居多说明子女数大多为两个。人口受教育程度偏低,特别是浙江景宁和广西贺州,大学及以上学历者寥寥无几。这将直接或间接影响到该地区的经济发展和人均收入、健康状况、就医方式。

(二)经济状况

1. 经济收入情况:表7.8 显示了三个调查地区2008年人均收入情况。

表7.8　三个地区 2008 年人均收入

去年人均总收入（元）	青海西宁		浙江景宁		广西贺州	
	人数	（％）	人数	（％）	人数	（％）
<3000	561	55.9	24	4.9	286	28.0
3000—	174	17.3	56	11.4	156	15.3
5000—	199	19.8	333	68.0	524	51.3
10000—	53	5.3	64	13.1	54	5.3
20000—	17	1.7	13	2.6	1	0.1
合计	1004	100.0	490	100.0	1021	100.0

由表7.8可见,三个地区的经济收入明显不同,青海西宁 2008 年人均总收入小于 3000 元的比例最高,占总调查人数的 55.9％,而在浙江景宁和广西贺州以年收入在 5000 元以上的比例最高,浙江景宁的经济状况最好,最差的是青海西宁。以 5000 元为界,小于 5000 元和大于等于 5000 元的比例在三个地区明显不同,差别有统计学意义($\chi^2=456.9$,P<0.0001)。

2. 主要经济来源情况:在青海西宁,农业生产是最主要的经济来源,占38.5％,其次为外出务工,占 33.3％;在浙江景宁,外出务工是主要经济来源,占 63.1％,依靠农业生产占 26.5％;在广西贺州,农业生产是主要经济来源,占 58.2％,其次是外出务工,占 51.3％。

3. 接受政府救助情况:三个地区比较见表7.9。经济收入最少的地区青海西宁接受政府救助的比例是浙江景宁的近 5 倍,参加新农合的比例只有约 80％,而在浙江景宁和广西贺州都接近 100％,可见经济发展水平不同对医疗的影响。

表7.9　接受政府救助情况

	青海西宁（％）	浙江景宁（％）	广西贺州（％）
政府救助:			
接受	14.4	3.2	6.1
未接受	85.6	96.8	93.9
低保户比例	14.4	3.4	6.5
参加新农合	79.9	98.0	99.1

4. 基本生活情况:三个地区基本生活情况比较见表7.10。在广西贺州和青海西宁有清洁饮用水的比例不到90%,特别是广西贺州还有近30%的人回答没有清洁饮用水。三个地区交通工具主要是摩托车和自行车,没有交通工具的比例在浙江景宁最高,占31.9%。电脑拥有率在浙江景宁和广西贺州都不到2%。住房类型主要为砖混结构,但浙江景宁木质结构也比较多。

表7.10 三个地区基本生活情况比较

	青海西宁	浙江景宁	广西贺州
住房类型(%)			
砖混结构	58.9	48.9	70.0
钢混结构	17.9	2.8	20.0
木质结构	23.2	48.3	10.0
有清洁饮用水(%)	82.8	97.2	72.7
主要交通工具(%)			
摩托车和自行车	56.6	61.9	84.8
没有交通工具	18.2	31.9	5.1
电视拥有率(%)	87.4	98.8	96.0
电脑拥有率(%)	13.4	1.8	1.9

总之,由上述调查结果可知,对于民族地区居民来说,农业依然是主要的生产资料,工业发展落后,城镇水平较低,人均收入低于全国平均水平。一部分人至今仍住在木质结构的房子里,没有电视,也没有交通工具。如果是在地广人稀的西部,一旦生病,很难做到及时就医。

(三)患病就医情况

1. 近两周患病和就诊情况

通过对三个地区被调查者就医情况的比较,可以发现(见表7.11),近两周有不适的回答率以青海西宁最高,广西贺州最低;有不适又未就诊的比例也是青海西宁最高,广西贺州最低。分析未就诊原因发现,自感病轻而未就诊者占未就诊原因的比例最高,特别是浙江景宁,而因经济困难未就诊的比例在浙江景宁最低,不到10%,但在青海西宁和广西贺州都在30%以上。

表7.11　三个地区被调查者就医情况比较

	青海西宁	浙江景宁	广西贺州
回答近两周有不适的比例(%)	37.8	27.6	22.3
有不适但未就诊的比例(%)	38.9	36.7	10.0
未就诊主要原因(%)			
自感病轻	41.5	81.0	47.4
经济困难	34.4	6.8	37.1
没有时间	16.8	20.6	4.1

2. 就诊地点的选择/就诊意向

表7.12　三个地区被调查者选择主要就医地点比较

	青海西宁	浙江景宁	广西贺州
村卫生室(%)	39.5	43.2	24.5
私人诊所(%)	19.7	28.4	1.6
乡镇街道卫生院(%)	30.3	10.2	64.3
县级及县级以上医院(%)	13.3	17.1	5.0

3. 影响就诊地点选择的因素

三个地区选择就诊地点的主要原因分析见表7.13,三个地区的首选因素都是距离近,占40%以上,其次在浙江景宁和广西贺州为服务质量好,而在青海西宁则是价格低占第二位。

表7.13　三个地区被调查者选择就医地点的主要原因分析

	青海西宁	浙江景宁	广西贺州
距离近(%)	41.3	58.3	51.6
价格低(%)	34.7	15.6	8.2
质量好(%)	13.6	34.4	20.0
定点单位(%)	12.4	7.3	16.7

　　调查中发现,居民两周患病率远远高于全国平均水平,在未就诊原因分析中,自感病轻占半数,其次主要是经济困难和安排不出时间。而在就诊地点的选择上,以村卫生室、私人诊所、乡镇卫生院和县级医院为主。

　　民族地区农村居民对卫生服务的可及性和就诊意向分析结果充分显示了乡镇卫生院在民族地区农村卫生事业中的极端重要性,也是今后在考虑这些地区卫生资源配置时应该重点解决的问题。

　　在选择就诊医院时,患者考虑因素的排序分别是距离、价格和医疗质量。那我们是不是可以反过来猜想:是否医疗机构大都分布在离农村较远的城镇,提示卫生行政部门在规划民族地区医疗机构布局时,应充分考虑这些地区农村居民对卫生服务利用的可及性,以提高居民卫生服务利用的公平程度;是不是医疗价格昂贵而居民经济实力较差,我们应该采取措施让尽可能多的人能看得起病;是不是医疗机构医疗水平较差抑或参差不齐,政府要加大对医疗机构的投入,提高医疗从业人员的专业素质。

(四)家庭医疗费用负担分析

　　2009年我们课题组所做的调查显示,在家庭收入中用于医疗费用支出一项中,75.2%的人回答人均在1000元以下,5000元以上者仅占5.3%(见表7.14)。家庭年收入能满足医疗费用支出的占43%,有16%的人年收入不够支付医疗费用(见表7.15)。

表7.14　家庭年医疗费用支出情况

年人均医疗费用(元)	人数	百分比(%)
<500	1058	42.3
500—	822	32.9
1000—	488	19.5
5000—	132	5.3
合计	2500	100.0

表 7.15　医疗费用与家庭收入比较

医疗费用与收入相比	人数	百分比（%）
医疗费用 > 年收入	410	16.3
医疗费用 ≈ 年收入	1024	40.7
医疗费用 < 年收入	1079	43.0
合计	2513	100.0

上面的数据告诉我们，仅有不足 43.0% 的居民能够负担得起医疗费用。我们的日常开销不是只有看病一项，还包括衣食住行、教育、交际等等。所以，能够负担得起这笔费用的，只会比 43.0% 少。真正是"什么都可以有，千万别有病"。"看病难、看病贵"现如今已经成为一个社会问题，在民族地区表现得尤为突出。

第三次国家卫生服务状况调查显示，城市家庭人均年收入为 6565 元，人均年支出为 4934 元，其中：食品支出占 44.4%、文化教育支出占 10.4%、医疗卫生支出占 9.3%（人均 459 元/年）。农村家庭人均年纯收入为 2175 元，人均年支出为 1781 元，其中：食品支出占 37.0%、文化教育支出占 15.9%、医疗卫生支出占 12.9%（人均 229 元/年）。在调查家庭中，贫困户占 4.5%（城市占 6.1%、农村占 3.8%），自报由于疾病或损伤致贫的贫困家庭占 30.0%（城市占 25.0%、农村占 33.4%）。

（五）居民健康状况及其他

表 7.16 显示了民族地区居民两周患病率（按患病人数计和按患病例数计）均高于全国农村平均水平。两项指标在民族地区与非民族地区之间的不同表明其具有统计学意义（分别为 $\chi^2 = 765.477$，$P = 0.000$；$\chi^2 = 10.780$，$P = 0.001$ 和 $\chi^2 = 12.614$，$P = 0.000$），非民族地区患病率明显高于民族地区，但是否能说明民族地区的健康需求就低于非民族地区呢？这里需说明的是，两周患病率和慢性病患病是通过家庭健康询问调查对象而获得的，它受到居民对自身健康和疾病问题的认知以及基于这种认知而产生的卫生服务的需要，这种需要的高低，又与居民的受教育程度有关，也受到当地的社

会、经济、文化的发展水平影响。

表7.16 （四川省）民族地区健康状况

地区	调查人数	两周患病率	慢性病患病率（按患病人数计算）	慢性病患病率（按患病例数计算）
少数民族地区	1562	356（227.9‰）	263（168.4‰）	302（193.3‰）
非少数民族地区	3653	2359（645.8‰）	759（207.8‰）	870（238.2‰）
四川省农村平均	5215	2715（520.6‰）	1022（1960‰）	1172（224.7‰）
全国农村平均	143991	20087（139.5‰）	15075（123.3‰）	17357（151.1‰）

资料来源:景琳:《少数民族地区农村居民卫生服务需求与利用分析》,《中国卫生事业管理》2005 年第 11 期,第 685 页。

另据我们在青海西宁、浙江景宁和广西贺州所做调查可知（见表 7.17），近两年参加过体检的比例以浙江景宁最高,达 97.0%,而在青海西宁和广西贺州只有 50% 强,此外有自我保健知识、有健康和计生知识的比例也是以浙江景宁最高。

表7.17 医疗卫生知识与需求

	青海西宁（%）	浙江景宁（%）	广西贺州（%）
有自我保健知识	73.5	95.6	76.0
近两年参加过体检	52.1	97.0	55.5
有健康和计生知识	79.4	97.6	86.8
能提供基本保健服务	74.1	99.6	87.7

上述数据表明了由于经济条件不同,三个地区的医疗卫生知识与需求的比例也不相同,大致上可以看出,经济条件越好,则掌握医疗卫生知识和有此需求的人占全体人口的比例也越高。

第三节　民族地区卫生服务与资源利用状况研究

一、民族地区卫生服务利用的可及性

卫生服务利用的可及性,主要是指居民能否获得方便可及的卫生服务,可用居民离医疗机构的距离来衡量,它是配置卫生资源和对医疗机构进行合理布局的重要依据。

表7.18显示民族地区农村居民到达医疗机构所需的时间和离家最近卫生机构的距离,民族地区以最快方式去最近医疗点所需的时间是30分钟,明显高于非民族农村地区的10分钟;离家最近医疗点距离也远于非民族地区。用世界卫生组织提出的初级卫生保健要求"能在15分钟内到达医疗机构"的标准看,民族地区离此标准尚存在较大差距。主要是这些地区属于地广人稀的山区,特别是藏族地区由于游牧生产的特殊性,去最近医疗点也需要45分钟,且对于50%的藏族居民来说,离家最近的医疗点距离也在5公里以上。这就提示卫生行政部门在规划民族地区医疗机构布局时,应充分考虑这些地区居民对卫生服务利用的可及性,以提高居民卫生服务利用的公平程度。

表7.18　民族地区农村居民对卫生服务的可及性分析

地区	最快方式去最近医疗点所需时间（分钟）	离家最近医疗点距离（公里）					
		不足1公里	1—	2—	3—	4—	5公里以上
藏族地区	45	45 (22.4%)	35 (17.4%)	16 (8.0%)	2 (1.0%)	2 (1.0%)	101 (50.2%)
彝族地区	29	41 (20.7%)	59 (20.7%)	40 (20.2%)	40 (20.2%)	10 (5.1%)	8 (4.0%)
羌族地区	30	11 (16.7%)	15 (22.7%)	19 (28.8%)	7 (10.6%)	3 (4.5%)	11 (16.7%)

续表

地区	最快方式去最近医疗点所需时间（分钟）	离家最近医疗点距离（公里）					
		不足1公里	1—	2—	3—	4—	5公里以上
民族地区平均	30	97 (20.9%)	109 (23.4%)	75 (16.1%)	49 (10.5%)	15 (3.2%)	120 (20.7%)
非民族地区平均	10	676 (44.6%)	388 (25.6%)	250 (16.5%)	70 (4.6%)	23 (1.5%)	109 (7.2%)
四川农村平均	18	773 (39.0%)	497 (25.1%)	325 (16.4%)	119 (6.0%)	38 (1.9%)	229 (11.6%)

资料来源:景琳:《少数民族地区农村居民卫生服务需求与利用分析》,《中国卫生事业管理》2005年第11期,第685页。

　　从表7.19中可以看出民族地区的居民即使在地广人稀、交通不便的情况下,选择到乡镇卫生院就诊的居民比例(52%)也要大于村卫生站(25.5%),这可能与民族地区村级卫生机构不健全有关。

表7.19　民族地区农村居民就医分布情况

医疗机构	门　诊			住　院		
	民族地区	非民族地区	全省农村	民族地区	非民族地区	全省农村
门诊、卫生站	52(25.5%)	474(59.7%)	526(52.7%)			
乡镇卫生	106(52.0%)	236(29.7%)	342(34.3%)	34(35.1%)	70(42.2%)	104(39.5%)
县市区医院	28(13.7%)	46(5.8%)	74(7.4%)	36(37.1%)	46(27.7%)	82(31.2%)
市地级医院	3(1.5%)	13(1.6%)	16(1.6%)	14(14.4%)	26(15.7%)	40(15.2%)
省级医院	0	2(0.3%)	2(0.2%)	2(2.1%)	5(3.0%)	7(2.7%)
县及中医院	6(2.9%)	10(1.3%)	16(1.6%)	5(5.1)	12(7.2%)	17(6.5%)
部队医院	0	0	0	0	4(2.4%)	4(1.5%)
其他	9(4.4%)	13(1.6%)	22(2.2%)	6(6.2%)	3(1.8%)	9(3.4%)
合计	204(100%)	794(100%)	998(100%)	97(100%)	166(100%)	263(100%)

资料来源:景琳:《少数民族地区农村居民卫生服务需求与利用分析》,《中国卫生事业管理》2005年第11期,第685页。

　　民族地区农村居民对卫生服务的可及性和就诊意向分析结果充分显示了乡镇卫生院在民族地区农村卫生事业中的极端重要性,也是今后在考虑这些地区卫生资源配置时应该重点解决的问题。

表7.20　民族地区农村居民卫生服务利用情况

地区	调查人数（人）	门诊利用		住院利用		
		两周就诊率（%）	两周未就诊率（%）	住院率（%）	平均住院天数（天）	未住院率（%）
民族地区平均	2178	172.2	42.6	55.1	8.0	30.6
非民族地区平均	4805	360.5	32.7	39.5	7.0	50.0
四川农村平均	6983	301.7	35.1	44.4	7.0	43.9
全国农村平均	143991	139.2	45.8	34.0	10.2	30.3

资料来源：景琳：《少数民族地区农村居民卫生服务需求与利用分析》，《中国卫生事业管理》2005年第11期，第685页。

表7.20反映了民族地区的门诊和住院服务利用情况，从中可以看出民族地区居民平均门诊利用低于非民族地区，而住院服务利用情况则相反，民族地区居民住院率高，且住院天数长。

民族地区居民门诊服务利用低、住院利用高的原因可能是特殊地理环境和村级卫生组织不健全而导致门诊卫生服务的可及性差。门诊服务利用的可及性差使得原本不太严重的疾病加重，这又是引起住院的原因之一。加之符合住院指征的疾病发生概率是相对稳定的，这些疾病所显示出的住院治疗的必要性也是显而易见的，并容易被病人认知。因此，双重因素的作用使得民族地区居民住院率一般高于非民族地区。

二、民族地区医疗人力资源状况

下面以青海省为例，具体考察该省医疗人力资源状况，以作为民族地区医疗人力资源整体状况的一个参考。

1. 医疗人力总量

2006年年末全省总人口547.7万人，卫生技术人员24942人，其中，执业医师和执业助理医师8869人，注册护士6737人。每千人医师1.62人，护士 0.21 人。

2. 医疗人力变化趋势

2003—2006 年全省卫生技术人员不断增加,年平均增长率为 12.1%,而同期人口增长率仅为 0.8%,执业(助理)医师的数量先增后减,总体上数量有所增加,平均增长率为 4.8%。护士人数呈稳步上升趋势,平均增长率达 3.8%。2003—2006 年每千人口医生数年均增长率为 3.9%。每千人护士数年均增长率为 5.4%,增长速度稍快于医生的增长速度。

值得注意的是,2003—2006 年县级及县级以上医院增加了不少,但是病床数却由 1.66 万张减至 1.6 万张,这使得病床总数呈现减少的趋势。不过该省的病床/千人指标仍高于全国平均水平(见表 7.21)。

表 7.21　2003—2006 年青海省卫生资源变化趋势

指标	2003 年	2004 年	2005 年	2006 年	3 年来平均增长率(%)
人口总量(万人)	533.8	538.6	543.2	547.7	0.8
卫生机构数目(个)	5570	5677	5692	5793	1.3
病床数(万张)	1.66	1.65	1.6	1.6	−1.2
卫生技术人员数(人)	1.77 万	2 万多	20044	24942	12.1
执业(助理)医师数(人)	0.77 万	0.91 万	8351	8869	4.8
注册护士数(人)	0.56 万	0.62 万	6293	6737	3.8
病床/千人	3.11	3.061	2.95	2.924	−2.2
执业(助理)医师/千人	1.441	1.69	1.54	1.62	3.9
注册护士/千人	1.05	1.15	1.16	1.23	5.4

根据国内专家研究显示,医院医护比达到 1:2 为理想状态。在某些发达国家甚至超过了 1:6。我国普遍医生多、护士少,在 1:0.7 左右,不利于医疗护理质量的提高以及患者安全(见表 7.22)。

青海省的护士、医生增长比较稳定,医护比除了 2004 年为 1:0.68 外,其余年份都在 1:0.72 以上。

表 7. 22　2008 年部分地区医疗资源分析

地区	人口总量 （万人）	医生总量 （万人）	医生/ 千人	病床总量 （万张）	病床/ 千人	护士总量 （万人）	护士/ 千人	医护比
浙江	5120	10. 2	1. 99	14. 95	2. 92	7. 83	1. 53	0. 77
广西	4816	6. 07	1. 26	10. 97	2. 28	5. 6	1. 162791	0. 92
全国	132802	205	1. 54	369	2. 78	162	1. 219861	0. 79

注:这里的医生指的是执业(助理)医师,护士是指注册护士。

三、民族地区医疗机构资源利用状况

下面仍以青海为例,对民族地区医疗资源利用状况作一管窥。

1. 医院总量

据青海省 2008 年国民经济和社会发展统计公报显示,2008 年年末全省拥有各类卫生机构 6175 个,床位数 1. 91 万张。全省有医院 531 个,床位数 1. 88 万张,其中乡镇卫生院 404 个,床位数 0. 27 万张。城市社区卫生服务中心 8 个,疾病预防控制中心(防疫站)56 个,卫生监督检验机构 52 个,妇幼保健院(所、站)22 个。2003—2008 年,全省卫生机构数量由 5570 所增加至 6175 所,5 年间增加了 605 所。

2. 诊疗人次

1992—2005 年,医疗机构总诊疗人次和门诊人次总体呈下降趋势,期间有些波动,在 1999 年出现高峰,县及县以上医院与乡镇卫生院变化趋势大体相同。而入院人数的变化出现反差,县及县以上医院入院人数一直保持上升趋势,而乡镇卫生院入院人数逐年下降。

3. 床位使用率

床位使用率与出院者平均住院日是反映床位利用情况常用的指标。1992—1997 年全区医院床位使用率呈下降趋势,1997 年后有逐年上升趋势,县及县以上医院床位使用率 1996 年至今一直徘徊在 55%—60% 之间,2005 年病床使用率为 59. 93%,乡镇卫生院床位使用率下降明显,由

1992 年的 62% 降至 2002 年的 38%。住院者平均住院日也呈下降趋势，2005 年出院者平均住院天数为 8.04 天。床位增长速度快于人口增长速度，而医院入院人数增长速度慢于人口增长速度，使床位使用率逐年下降，而且农村患者住院有逐年向高层医院流动的趋势，使乡镇卫生院的床位使用率下降速度更快。

附:第三次国家卫生服务调查分析(2003 年)

本次实际调查 57023 户，共 193689 人，平均家庭人口数为 3.4 人。

1. 人口社会学特征

调查人口中，男性占 50.5%，女性占 49.5%。年龄构成为:5 岁以下儿童占调查人口的 4.8%，5—14 岁人口占 15.7%，15—64 岁组人口占 70.0%，65 岁及以上人口占 9.5%，与前两次调查结果比较显示人口老龄化程度有逐渐升高的趋势。15 岁及以上调查人口中，文盲半文盲占 18.8%，小学文化占 26.4%，初中文化占 34.2%，高中中专占 14.9%，大专文化占 3.3%，大学及以上占 2.4%；无业失业半失业者占 9.7%，离退休人员占 7.7%，在校学生占 6.5%，农业劳动者占 60.6%，其他工作人员占 15.5%。

2. 家庭经济状况

城市家庭人均年收入为 6565 元，人均年支出为 4934 元，其中:食品支出占 44.4%，文化教育支出占 10.4%，医疗卫生支出占 9.3%（人均 459 元/年）。农村家庭人均年纯收入为 2175 元，人均年支出为 1781 元，其中:食品支出占 37.0%，文化教育支出占 15.9%，医疗卫生支出占 12.9%（人均 229 元/年）。调查家庭中，贫困户占 4.5%（城市 6.1%、农村 3.8%），自报由于疾病或损伤致贫的贫困家庭占 30.0%（城市 25.0%、农村 33.4%）。

3. 卫生服务可及性

城市 81.8% 的被调查家庭距最近医疗点的距离在 1 公里以内，81.65% 的家庭到最近医疗点的时间不超过 10 分钟。农村有 61.1% 的家庭距离医疗点 1 公里以内,66.9% 的家庭在 10 分钟内可到达医疗点,农村地区仍有 4.8% 的家庭离最近医疗点超过 5 公里,四类农村地区达到 18%。

在城市,享有城镇职工基本医疗保险的人口比例为 30.4%,公费医疗占 4.0%,劳保医疗占 4.6%,购买商业医疗保险占 5.6%,被调查者中无任何医疗保险占 44.8%。在农村,参加合作医疗的人口比例为 9.5%,各种社会医疗保险占 3.1%,购买商业医疗保险占 8.3%,79.1% 的被调查者没有任何医疗保险。

4. 两周患病情况

两周患病率:调查地区居民两周患病率为 143.0‰,其中,城市为 153.2‰,农村为 139.5‰。由于受到 SARS 疫情暴发的影响,本次调查时间从 6 月份延后至 9—10 月份,与 1998 年第二次调查结果相比,城市居民患病率有所下降,农村持续增加。

5. 居民医疗服务费用

门诊费用:城乡居民平均每次门诊医疗费用为 120 元(中位数为 33 元),其中,城市为 219 元(中位数为 90 元),农村为 91 元(中位数为 25 元)。居民除了支付门诊医疗费用外,就医过程中支付其他费用(如交通等)间接费用为 8 元,其中城市为 9 元,农村为 8 元。

扣除物价上涨因素,城乡门诊医疗费用比 1993 年增加了 1.2 倍,比 1998 年增加了 87.5%。城市和农村分别比 1993 年增加了 1.5 和 1.3 倍,比 1998 年分别增加 85% 和 100%。

住院费用:城乡居民每次住院医疗费用为 4123 元(中位数为 1600 元),其中:城市 7606 元(中位数为 3375 元),农村 2649 元(中位数为 1100 元)。每次住院的间接费用(主要包括交通、陪护等费用)平均为 360 元,其中,城市为 514 元,农村为 294 元。

扣除物价上涨因素,城乡住院医疗费用比 1993 年增加了 1.5 倍,比 1998 年增加了 67.2%。城市和农村分别比 1993 年增加了 1.6 和 1.7 倍,比 1998 年分别增加 77% 和 74%。

6. 住户厕所类型及农村改厕

在城市地区,有完整下水道水冲式厕所的住户比例达到79%,粪尿分集式、三联沼气、双瓮漏斗、三格化粪池在市区不多见,主要在城市郊区,四种类型的厕所占比例不足8%,但在城市中,有13.4%的住户没有厕所或使用不符合卫生标准的厕所(如马桶、旱厕等)。与前两次调查相比,城市有完整下水道水冲式厕所的住户比例明显增加,没有厕所或使用不符合卫生标准的厕所的住户比例在不断减少。在农村,虽然改厕工作取得了一定进展,但卫生厕所仍然是一个十分突出的问题。到2003年,无厕所或使用不符合卫生标准厕所的住户仍占79.2%,完整下水道水冲式、粪尿分集式、三联沼气、双瓮漏斗、三格化粪池等改厕的住户为21.8%。从总体上来看,农村改厕的任务十分艰巨,尤其是经济不发达的农村。

城乡居民的两周就诊率在1993年分别为19.9%和16.0%,在2003年分别为11.8%和13.9%,年住院率在1993年分别为5.0%和3.1%,在2003年分别为4.2%和3.4%。从卫生服务利用的经济负担上来看,城乡居民医疗卫生支出占家庭支出的比例分别为9.3%和12.9%,农村明显高于城市。由于农民缺乏医疗保险,经济条件仍然是影响农村居民卫生服务利用的主要原因。

我们按收入水平分为五个收入组,结果表明不同收入水平居民之间的卫生服务利用差异明显,未就诊率、未住院率随着收入水平的提高而降低。问题的关键是,过去十年,不论城市还是农村,不同经济收入水平人群的卫生服务利用差距没有缩小,反而在进一步加剧。从患者未去就诊的比例来看,1993年到2003年城乡居民未就诊率、未住院率呈逐步上升的趋势,收入越低的组,未就诊比例越高,未就诊增加的幅度越大,也就是说城乡卫生服务利用率下降主要归因于低收入人群。低收入组与高收入组未就诊率、未住院率的差异扩大有进一步加剧的趋势。低收入组不仅疾病经济负担大,医疗保险覆盖率也低,2003年城市低收入人口中无医疗保障人口的比例高达76%。

2003年卫生部门每所综合医院平均固定资产为3166万元,比1998年增加了66%,平均每床占用固定资产总金额为150189元,比1998年增加了94%。医院CT设备台数从3543台增至4760台,磁共振仪从512台增至714台,彩超从4596台增至5926台,肾透析仪从5390台增至7703台,心脏监护仪从27580台增至47024台,产程监护仪从3864台增至5316台,800MA及以上X线机从2748台增至3093台。过去国家和各级政府财政对卫生投入的80%集中在城市,其中80%集中在城市大医院,这种现象并没有得到根本转变。一些符合公众利益、具有更大社会效益的预防保健、基本医疗服务和农村卫生事业等项工作,却因筹资困难发展缓慢,甚至有些已开展的工作难以为继。

第四节　东中西部地区农村医疗保障制度模式比较

(一)东部经济发达地区农村医疗保障制度模式选择

东部地区农村经济发达,农民收入较高,2003年东部地区农民年人均纯收入达到3988.26元,家庭和个人有能力承担几十元、几百元的小伤小病的治疗费用。但是,即使是经济发达地区的农民也无力独自承受动辄上万元甚至十几万元的巨额医疗费用。据调查,目前经济发达地区的农村贫困户中有半数以上属因病致贫或因病返贫。对上海、江苏等地区农村合作医疗的调查显示,97.53%的农民认为有必要在农村推行合作医疗保健制度,但调查对象对现行合作医疗制度不满意的主要原因是合作医疗的补偿比例太低。经济发达地区农民最担心的是高额医疗费用将他们重新拖入贫困,传统的合作医疗恰恰对高额医疗费用无能为力。在东部地区农民经济承受能力较强的情况下,针对农村居民最关心的大病医疗风险,适宜建立以农村住院保险为主的多种医疗保险模式,通过建立医疗保险制度分担农村居民的大病医疗费用,而小伤小病的医疗费用由农民自己负担。东部地区的农村医疗保障可以引入医疗保险的筹资方式、补偿机制和管理体制等,逐步向医疗保险的方向发展。90年代重建农村合作医疗的时候,东部地区更多地根据本地实际创新合作医疗的模式,使当地有了较好的实行农村医疗保障的基础。东部地区积极结合实际创新模式,其中具有代表性的是上海市嘉定区实行的农村合作医疗保险制度、江苏省昆山市的农村居民基本医疗保险制度以及江苏省江阴市的农村住院医疗保险。这些模式都具有将合作医疗与大病医疗保险相结合的特征,既可以满足一般农民的卫生保健需要,又可以使特殊大病人员得到高额的补偿,其目标是向医疗保险发展,逐步向城镇职工基本医疗保险制度的各项标准靠拢,最后实现城乡一体的医疗保险制度。

(二)中部中等经济水平地区农村医疗保障制度模式选择

从总体上看,我国中部大部分地区农村社会经济的发展状况是基本脱离了贫困,开始良性发展,逐步向较发达的水平迈进。但我国中部省、区、市大多处于国家的腹地,在地理上不具有与东部地区相当的吸引外资的优势,经济发展速度由此落后于东部。在产业结构上,中部农村体现为农业占农林牧副渔的总产值的比例较高,从事农林牧副渔的劳动力占乡村劳动力的份额较大,中部地区第一产业比重过大,第二产业比重不高,第三产业比重偏低的状况一直存在。中部农村工业的基础本身较弱,并且农副产品的加工业发展严重不足,乡镇企业的发展相对东部来说层次较低,规模较小,效益较差。中部地区乡镇企业在实现利润上不足东部地区的一半,这些方面均反映出中部地区经济发展力和经济水平均落后于东部地区。中部地区的新型农村合作医疗制度保障力度仍然不够,还应该积极探索其他的补充医疗保险形式。补充医疗保险可以有多种形式:发展较好的集体经济或乡镇企业可以为其人员提供补充大病医疗保险,解决合作医疗封顶线以上的大病风险;经济条件较好的个人可以参加商业保险公司提供的商业医疗保险,可以享受服务质量高、服务条件好的医疗服务;农村贫困人口支付能力弱,应该建立医疗救助制度以帮助他们摆脱贫病的困扰。中部地区应该抓住建立新型农村合作医疗的契机,加快发展以新型农村合作医疗制度为主体、多种补充医疗保险制度共同发展的模式。

（三）西部欠发达地区的农村医疗保障制度的模式选择

西部地区属我国欠发达地区,也多为民族地区,突出表现为经济落后,收入水平低。西部地区的自然条件差,给西部地区的生产生活和扶贫工作带来很大的不便。当地受旧的文化传统影响严重,"等、靠、要"的思想相当普遍,国家向这些地区输送的科技人才和资金项目一直难以在当地发挥应有的作用。当地的大多数农民固守封闭的生活方式,安于现状,不求改变。西部地区农民收入主要来源于种植粮食作物,非农产业比例极低,经济结构不合理,进而造成农民收入总体偏低。西部地区的贫困是由当地的地域特征等多种因素共同作用的结果。

促进经济和社会发展的首要因素是人,重视通过健康的投资,改善贫困人口对卫生服务的可及性,进而促进贫困人口的健康是农村人力资源开发的重要组成部分。有研究表明,贫困人口与其他人口间除了经济收入的差距、思想观念差距和教育差距以外,更显著的是人们的健康水平的差距,以及由此引起的劳动和创业精神的差距。随着我国农村经济的发展,农村居民健康水平也有所提高。农村的健康指标不断改善,但是,婴儿死亡率、期望寿命、传染病发病率等指标在不同地区和收入不同的人群中是不同的,其间存在较大差异。将全国农村居民按人均年经济收入水平分为4等份降序排列,其中经济收入最低的1/4贫困人群的婴儿死亡率和传染病患病率都明显高于其他收入较高的人群。

由于贫困人口的多重脆弱性的存在,其在经济上、社会上、受教育水平上,以及对多种重要的社会资源的可及性方面,与其他人群相比较而言存在着较大的差距,多种不利因素综合作用的结果,使得特困人口的健康状况不佳,医疗需求相对较大。在慢性病患病率和两周患病率上,特困人口明显高于正常人群。重庆巫溪、河南洛阳地区特困人口的慢性病患病率分别为36.54%和38.02%,明显高于国家第二次卫生服务调查四类农村地区15.39%的患病率。巫溪的特困人口的两周患病率为19.90%,是国家卫生服务调查农村四类地区两周患病率 12.67% 的 1.6 倍,其两周患病严重程度也明显高于国家卫生服务调查的数据。同时,由于经济落后及缺乏必要的健康保障制度,农民对卫生服务的可及性受到极大限制,在患病未就诊和应住院而未住院者中,分别有 72.6% 和 89.2% 的人是由于经济困难而无支付能力。在导致贫困的原因调查中,在重庆的巫溪,有 30.87% 的特困家庭完全是由于疾病的原因导致了贫困,而有 80.71% 的家庭的贫困原因是与疾病部分或全部相关的。① 西部的低收入人群较多,在经济条件较差的地区尤其是民族地区,医疗救助应该作为农村医疗保障的主要模式。医疗救助工作重点应该是向贫困的农村居民提供预防保健和初级卫生保健服务,让他们享有最基本的卫生服务。政府的医疗救助基金应该主要用于平时向贫困农民免费提供基本的卫生保健服务。政府可以将一些一级医院或二级医院改造成专门的医疗救助定点机构,在这些机构中,使用最基本的诊疗手段和最基础的药物提供治疗和保健服务。医疗救助的主要目的不是补偿贫困农村居民的大病医疗费用,等到贫困居民小病拖成大病再治疗,这样有限的医疗救助基金能补贴的范围相当窄,达不到广泛救济的目的。医疗救助的主要目的是提高大部分农村贫困居民的健康状况,实现初级卫生保健的目标。贫困农民凭医疗救助卡到这些医院就诊,医院通过最基本的诊疗手段向患者提供服务。民政局负责医疗救助的工作人员负责审核服务项目,审核通过后,由救助基金向医院支付费用。对于已经背上大病医疗费用的农村居民,应该主要由临时救济来解决,临时救济的费用应该在各级财政中专项列支。

在西部经济发展较好的地区,仍然可以学习中部地区,实行新型农村合作医疗,在此基础上发展多种补充医疗保险形式。

---

① 卫生部:《2001 全国卫生统计年报资料》。

第五节　构建民族地区医疗保障制度综合评价体系

我们根据民族地区农村已有的指标基础,根据指标的有效性、可靠性、敏感性和特异性,在预调查的基础上,应用德尔菲专家问卷和半开放征询专家意见法,进行指标筛选,从第一轮的 90 多个指标中,综合筛选,最后形成民族地区医疗保障制度环境子体系指标 B1、民族地区医疗保障管理体制子体系指标 B2、民族地区医疗保障运行机制子体系指标 B3 共 3 个二级指标和 9 个三级指标、40 个四级指标构成的民族地区医疗保障制度评估指标体系。9 个三级评价指标和 40 个四级指标如图 7.2 所示:

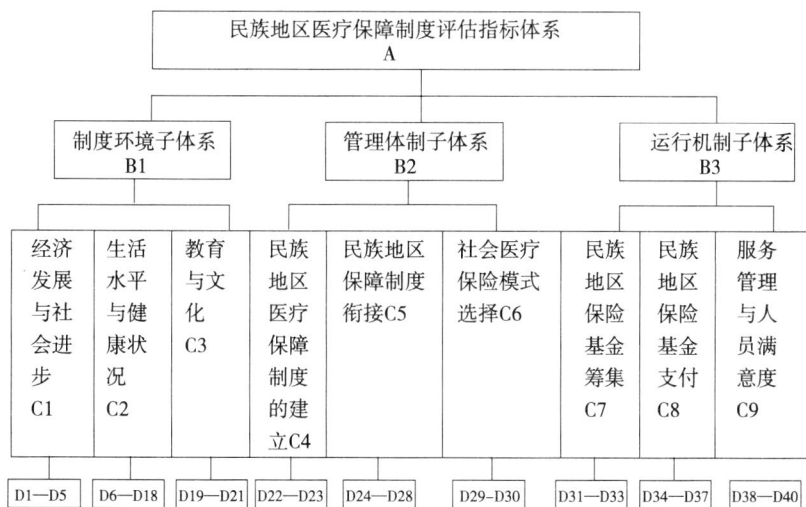

图 7.2　民族地区医疗保障制度评估指标体系构成图

本评估指标体系的标准值可选取评估当年或上年全国平均值做标准值,同时将评价指标划分为适度、正、负指标,评估标准的指数值处理方法为:$Y_i = Z_{bi}/Z_{si}$(负指标),$Y_i = Z_{si}/Z_{bi}$(正指标),适度指标(阈值计算)。其中,Z_{bi} = 标准值,Z_{si} = 实际值,Y_i = 指标数。然后根据专家意见的平均数,采用判断矩阵,分别逐级计算各评估指标的权数。

经过上述的数据处理和指标权数的确定,即可计算综合评估权数,公式为:

$Z = \sum Y_i t_i$,其中,Z 为综合发展指数,t_i 为第 i 个指标权数。

此外,还可根据各类综合指数,分析不同行业人群接受农村医疗保障体系评估指数、不同地方人群接受农村医疗保障体系的评价指数、不同收入人群接受农村医疗保障体系的评价指数等(见表7.23)。

表7.23 民族地区医疗保障制度评估指标体系具体内容

一级指标	二级指标	三级指标	数据来源主要部门	暂定标准值	指标特征	权重
制度环境子体系 B1	C1:经济发展与社会进步	D1:政府公共卫生投入与GDP的比值	财政、卫生部门	5.4%	正指标≥5.4%得分	9.672
		D2:公共卫生经费占卫生事业费比例(%)	财政、卫生部门	35.7	正指标≥35.7得分	3.961
		D3:就业率(%)	人力资源和社会保障、民政部门	85	正指标≥85得分	4.125
		D4:人均年收入(元)	发展改革委、统计局	1196	正指标,最多得18.26分	4.588
		D5:基尼系数	发展改革委、统计局	0.4	负指标	7.348
	C2:生活水平与健康状况指标	D6:平均预期寿命	卫生局、统计局	75	正指标	3.823
		D7:婴儿死亡率(‰);	卫生局、统计局	8	负指标	3.918
		D8:孕产妇死亡率(1/10万)	卫生局、统计局	15	负指标	3.096
		D9:传染病发病率(1/10万)	卫生局、统计局	280	负指标	2.624
		D10:婴儿出生缺陷率(‰)	卫生局、统计局	9	负指标	2.166
		D11:建立健全全市(区)农村妇幼保健专业机构	卫生局	是	是得1分,否不得分	1.000
		D12:中心镇设立预防保健机构比例(%)	卫生局	80	正指标≥80得分	2.989

续表

一级指标	二级指标	三级指标	数据来源主要部门	暂定标准值	指标特征	权重
制度环境子体系 B1	C2:生活水平与健康状况指标	D13:千人执业医师数	卫生局	2.6	正指标≥2.6 得分	3.641
		D14:千人注册护士数	卫生局	2.2	正指标≥2.2 得分	2.919
		D15:千人拥有卫生机构床位数	卫生局	6.0	正指标≥6 得分	2.496
		D16:人均社区公共卫生服务经费	卫生局	8.0	正指标≥8 得分	1.843
		D17:社区卫生服务站规范化管理率(%)	卫生局	70	正指标≥70 按比例得分,≥98 时得3.81 分	2.728
		D18:社区卫生服务机构覆盖率(%)	卫生局	98	正指标≥98 按比例得分	2.496
	C3:教育与文化	D19:15 岁以上人口识字率(%)	教育局	50	正指标≥50 按比例得分	3.056
		D20:健康教育普及率(%)	教育局、卫生局	95	正指标≥95 得分	2.875
		D21:电脑普及率(%)	教育局	25	正指标≥25 得分	2.713
管理体制子体系 B2	C4:民族地区医疗保障制度的建立	D22:医疗救助政策	人力资源和社会保障局	有	有得 1 分,否不得分	1.000
		D23:其他相关制度和政策协调联系	人力资源和社会保障局	有	有得 1 分,否不得分	1.000
	C5:民族地区保障制度衔接	D24:新农合参保覆盖率(%)	卫生局	95	正指标≥95,得分	1.518
		D25:养老保险覆盖率(%)	人力资源和社会保障局	95	正指标≥95,得分	1.514
		D26:工伤保险覆盖率(%)	人力资源和社会保障局	95	正指标≥95,得分	1.315
		D27:居民最低生活保障制度	人力资源和社会保障局	有并实施	有得 1 分,无不得分	1.000
		D28:特困人群医疗救助制度	人力资源和社会保障局	有并实施	有得 1 分,无不得分	1.000
	C6:社会医疗保险模式选择指标	D29:多层次医疗保障制度	人力资源和社会保障局	有并实施	有得 1 分,无不得分	1.000
		D30:其他医疗保险计划	各医疗保险公司	有并实施	有得 1 分,无不得分	1.000

续表

一级 指标	二级 指标	三级 指标	数据来源 主要部门	暂定 标准值	指标 特征	权重
运行机制 子体系 B3	C7:民族地 区保险基金 筹集	D31:基本医疗保险基金筹 集到位率(%)	人力资源和社 会保障局	95	正指标≥ 95 得分	1.668
		D32:大病统筹基金筹集到 位率(%)	人力资源和社 会保障局	95	正指标≥ 95 得分	1.652
		D33:医疗救助筹资(%)	人力资源和社 会保障局	80	正指标≥ 80 得分	1.932
	C8:民族地 区保险基金 支付	D34:基本医疗保险个人账 户资金	卫生局/人力 资源和社会保 障局	未被 挪用	未被挪用, 得 1 分	1.000
		D35:基本医疗保险统筹账 户	卫生局/人力 资源和社会保 障局	未被 挪用	未被挪用, 得 1 分	1.000
		D36:个人人均基本医疗费 用	卫生局/人力 资源和社会保 障局	年度比 较,低于 人均收 入增长 水平	得 1 分	1.000
		D37:基本医疗保险费用个 人负担系数(%)	卫生局/人力 资源和社会保 障局	<30	负指标≤ 30 得分	2.265
	C9:服务管 理与人员满 意度	D38:信息披露	卫生局/人力 资源和社会保 障局	有	得 1 分	1.000
		D39:信息化管理实现程度	卫生局/人力 资源和社会保 障局/信息化 管理办公室	有	得 1 分	1.000
		D40:参保人员满意度	卫生局/人力 资源和社会保 障局	90	正指标≥ 90 得分	3.059

注:1. 此表总权得数为 100 分,子项得分的算法是原始得分乘以权重,仅注"得分"或者无特别说明的,根据正负值情况按比例计算得分。

部分数值说明:

(1)D1 政府公共卫生投入与 GDP 的比值:世界卫生组织规定的最低标准为 5%,世界平均水平为 5.3%(见表 7.24)。

表 7.24　2000 年各国卫生支出结构的比较　　　（单位:%）

	卫生总费用占 GDP 比重	个人负担比重	政府负担比重
中国	5.3	60.6	39.4
发达国家	8.5	27.0	73.0
转型国家	5.3	30.0	70.0
最不发达国家	4.4	40.7	59.3
其他发展中国家	5.6	42.8	57.2
世界平均	5.7	38.2	61.8

（2）D4 人均年收入（元）:4761（即 2008 年度全国农民人均收入的数值）÷1196×4.588＝18.26。

（3）D5 基尼系数:取 0.2 为最小值,此时得分为 0.4÷0.2×7.348＝14.69 分。按照联合国有关组织规定,基尼系数若低于 0.2 表示收入绝对平均;0.2—0.3 表示比较平均;0.3—0.4 表示相对合理;0.4—0.5 表示收入差距较大;0.5 以上表示收入差距悬殊。

（4）D17 社区卫生服务站规范化管理率（%）:最高分 98÷70×2.728＝3.81。

评估指标体系建立后,只需要将各地区各项指标的原始得分乘以指标权重就得到其综合得分,简便可行。本书构建的民族地区医疗保障制度评估指标体系对于对医疗保障机构运行进行监测评估、为相关部门决策提供依据、促进医疗保障体系的完善和发展有一定价值。

本节构建的指标体系以市级为统筹单位,适用于评估市级医疗保障机构的运行。由于各地区所面临的问题不同,情况不同,解决问题的思路与目标不同,规划指标体系的框架有所不同,可根据实际情况在 40 个指标基础上进行微调增减,力求满足特定区域发展规划的要求。对于县级行政单元可视指标获取的情况和规划解决问题的需要有选择地采用其中的某些指标。

第六节 完善民族地区医疗保障的社会政策探讨

按照我国的贫困标准,国家"八七扶贫攻坚计划"所列的 592 个国家级贫困县中,西部 12 省、区、市总共有 375 个,占全国的 63.3%。其中,有 224 个民族贫困县在西部地区,分别占全国扶贫开发工作重点县总数 592 个的 37.8%,占全国重点扶持民族贫困县 258 个的 86.8%。所以民族地区医疗保障体系建立的重点、难点是农村医疗保障体系的完善。只有当农民都能享受到公平、完善的医疗保障服务,民族地区医疗保障体系才算真正完备。

2002 年 10 月 29 日,新中国成立以来第一次由国务院主持的全国农村卫生工作会议在北京召开,并在会后第一次以中共中央、国务院的名义下发了《关于进一步加强农村卫生工作的决定》。《决定》明确规定:各级人民政府要逐年增加卫生投入,增长幅度要不低于同期财政经常性支出的增长幅度;从 2003 年到 2010 年中央及省、市、县级人民政府每年新增加的卫生事业经费要主要用于发展农村卫生事业,包括卫生监督、疾病控制、妇幼保健、健康教育、农村卫生服务网络建设等。2002 年 12 月 28 日,《中华人民共和国农业法(修订草案)》经九届全国人大常委会第 31 次会议审议通过,并于 2003 年 3 月 1 日起正式施行。新修订的《农业法》明文规定:"国家鼓励、支持农民巩固和发展农村合作医疗和其他医疗保障形式,提高农民健康水平。"至此,发展农村卫生保健事业既有了党中央的高度重视,又有了法律依据。2009 年正式通过的新医改方案,把"加强基层医疗卫生队伍建设"列为一大工作重点。按照计划,国家将制定并实施免费为农村定向培养全科医生和招聘执业医师计划,将继续完善城市医院对口支援农村制度,还规定各大城市医院和疾病预防控制机构医生在晋升中高级职称前,必须到农村服务 1 年以上。这些具体规定,无疑将进一步有力推动农村地区医疗卫生事业的发展。

一、原　　则

建立和完善民族地区医疗保障体系必须坚持三条基本原则：一是坚持从当地经济发展水平出发，遵循渐进、稳步发展，逐渐缩小与非民族地区的服务差距，不提过高的、不切实际的目标和要求；二是坚持卫生事业为少数民族居民健康服务的宗旨和公益性质，不能靠向群众的医疗卫生服务收费来维持运行和发展；三是坚持政府对公共卫生和维护少数民族居民健康的责任，增加卫生投入，提供公共服务，加强卫生监管。

二、建　　议

政府应进一步扩大合作医疗保障范围，提高合作医疗保障水平。要制定科学的补偿方案，调整补偿比例和封顶线。坚持以保大病为主、适当兼顾受益面的原则，安排一定比例资金用于门诊补偿，门诊补偿可在社区卫生服务中心、村卫生所报销，解决"小病不出社区、村"问题。尽可能将大额的慢性病门诊费用、住院分娩、白内障手术等费用纳入合作医疗补偿范围，不断扩大使用基金的群体。总的来说，就是要逐步扩大合作医疗的受益面，尽量使当年基金当年基本用完，不要沉积太多，让少数民族居民真正获得实惠。

三、构　　想

由于各地经济发展水平不同，群众的医疗卫生需求也存在差异，为使广大民族地区的居民人人都能享受到医疗保障，需要建立多层次的医疗保障体系。2009 年新医改方案指出，要用 3 年时间，使得城镇职工基本医疗保险、城镇居民基本医疗保险和新型农村合作医疗覆盖城乡全体居民，参保率均提高到 90% 以上。还提出要提高基本医疗保障水平，完善城乡医疗救助制度等。根据这一精神，我们对于民族地区发展医疗保障的构想为：积极探索民族地区医疗保障发展路子,逐步形成以新型农村合作医疗为主体,其他形式为补充的多形式、多层次的民族地区医疗保障体系(见图7.3)。

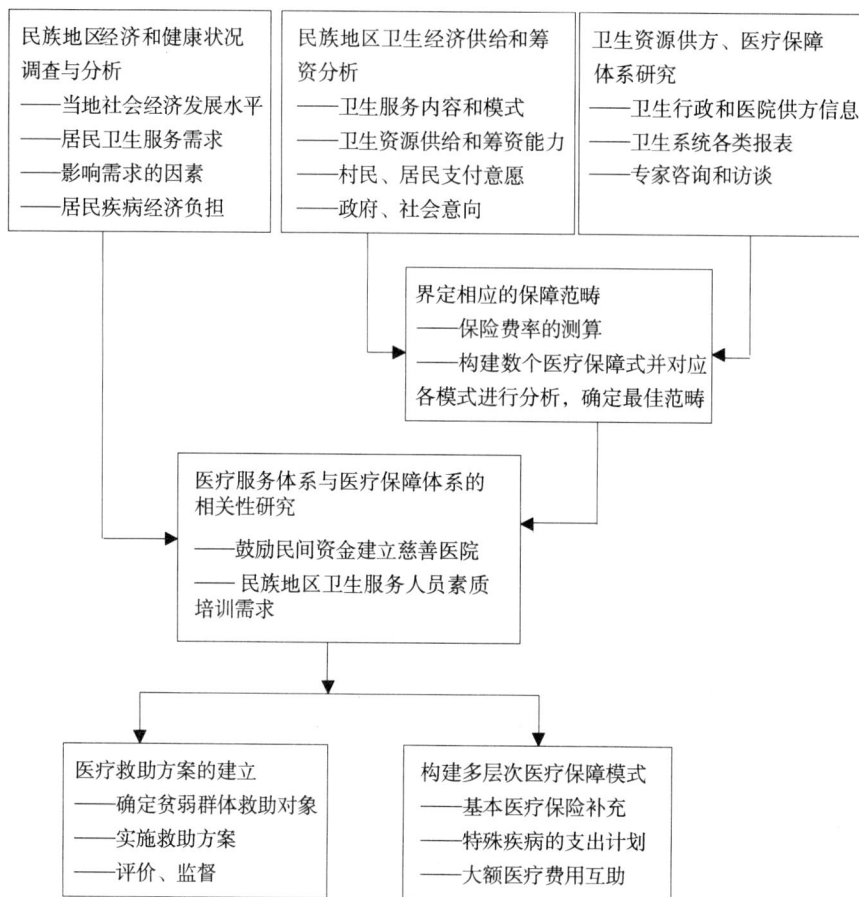

```
┌─────────────────────┐  ┌─────────────────────┐  ┌─────────────────────┐
│民族地区经济和健康状况 │  │民族地区卫生经济供给和 │  │卫生资源供方、医疗保障 │
│调查与分析            │  │筹资分析              │  │体系研究              │
│──当地社会经济发展水平│  │──卫生服务内容和模式  │  │──卫生行政和医院供方信息│
│──居民卫生服务需求    │  │──卫生资源供给和筹资能力│ │──卫生系统各类报表    │
│──影响需求的因素      │  │──村民、居民支付意愿  │  │──专家咨询和访谈      │
│──居民疾病经济负担    │  │──政府、社会意向      │  │                      │
└─────────────────────┘  └─────────────────────┘  └─────────────────────┘
```

```
┌─────────────────────────┐
│界定相应的保障范畴        │
│──保险费率的测算          │
│──构建数个医疗保障式并对应│
│各模式进行分析,确定最佳范畴│
└─────────────────────────┘
```

```
┌─────────────────────────┐
│医疗服务体系与医疗保障体系的│
│相关性研究                │
│──鼓励民间资金建立慈善医院 │
│──民族地区卫生服务人员素质 │
│培训需求                  │
└─────────────────────────┘
```

```
┌─────────────────────┐  ┌─────────────────────┐
│医疗救助方案的建立    │  │构建多层次医疗保障模式 │
│──确定贫弱群体救助对象│  │──基本医疗保险补充    │
│──实施救助方案        │  │──特殊疾病的支出计划  │
│──评价、监督          │  │──大额医疗费用互助    │
└─────────────────────┘  └─────────────────────┘
```

图7.3　多层次的民族地区医疗保障体系

1. 在经济发达的民族地区推行商业医疗保险制度

在东部沿海农村及城市市郊等生产力水平和农民生活水平提高较快的民族地区,全面推进农村社会保障体系建设的条件已基本具备,应全面建立农村社会保障的各项制度及服务网络,医疗保障体制建设应纳入城乡一体化发展,农民的健康保障体制可以向城镇过渡,甚至结合。目前一些商业保险公司已经开办了各种各样的医疗保险项目,可满足人们不同层次的需要。但是商业保险公司以盈利为目的,一般来说保险项目的保险费较高,且缺乏社会共济性,在承保时往往排斥健康状况不良的人群参保,这使得商业医疗保险在大多数农村地区特别是民族地区不具备普遍推广的条件。但是,在一些经济较发达的民族地区,社会医疗保险不能满足富裕居民的较高的医疗保障需求时,他们可以自愿寻求商业保险的保障,以满足自身不同层次的医疗保障需要。在推行商业医疗保险制度的同时,政府部门要加大对商业保险公司的监管力度,以避免侵害参保人的利益。

2. 对经济欠发达的民族地区的弱势群体推行医疗救助制度

在经济欠发达的民族地区,对贫困人群推行医疗救助制度,以缓解因病致贫和因病返贫现象。医疗救助制度,是指政府或民间机构通过一定方式对没有能力参加基本医疗保障制度的弱势群体及参加了基本医疗保障后仍无力支付大病医疗费用的居民,给予无偿援助和经济支持的制度。在多层次的医疗保障体系中,它发挥着最后防护线的作用。通过政府及发达地区的支持,首先解决经济欠发达民族地区的卫生设施建设与"缺医少药"问题,并且在国家扶贫专款及有关扶贫资金中划出一部分,专门解决其医疗扶贫问题。对于区域的农村贫困人口,要实施医疗救助计划。医疗救助计划是医疗保障制度的一个组成部分,医疗保障又是整个社会保障体系的重要内容。应当把卫生扶贫纳入社会保障尤其是社会救助体系,把医疗救助计划与整个社会保障体系有机地结合起来,借助农村最低生活保障制度的标准,确定实施医疗救助的对象范围。这样既可以真正使贫困者得到救助,又方便可行,减少组织成本。

3. 进一步推广新型农村合作医疗制度

目前,新型农村合作医疗制度虽然已经基本实现了农村地区的全覆盖,但是基本覆盖之后,还面临着巩固提高的艰巨任务。目前新农合推广过程中还存在着筹资机制不健全、基金监管不严格、管理与经办体系不完善等问题,而农村医疗服务能力薄弱,特别是乡镇卫生院设施条件差、技术人才缺、服务能力低的问题仍然突出,不能适应新农合发展的需要。对此,我们要高度重视,认真加以解决。

(1)加强新型农村合作医疗的机构建设和管理能力的建设,增加对机构建设的投入,尽快落实和增加人员编制,加大人员的培训力度,逐步提高其对合作医疗日常工作和基金管理的能力。

(2)加强宣传策略和技巧的培训,加大宣传力度,引导农民自愿加入新型农村合作医疗;适当扩大定点医疗机构,以满足不同人员的医疗需求,为进一步扩大新型农村合作医疗的覆盖面奠定基础。

(3)建立与当地经济发展水平和卫生发展水平相适应的起付线、补偿比例和封顶线,提高参合农民医疗费用的实际补偿比例。简化报销程序,以便于参合农民理解和支持新型农村合作医疗。

(4)加大对基层医疗机构的投入,逐渐提高其业务能力,以便逐渐提高参合农民的卫生服务可及性,降低其医疗费用,提高其受益水平。

4. 法律保障和支撑

从世界各国的情况来看,社会保障制度的建设都离不开相关法律的建设。相关的法律完备了,社会保障才可能健康稳定地发展。例如,1883 年,德国制定了《疾病保险法》,1884 年制定了《伤害保险法》,1889 年又实施了"老年残废保险制度",对因病因残丧失劳动力的老人给予保险;英国也在1911 年颁布了《国家保险法》,开办强制性失业保险、养老保险和疾病保险;在 20 世纪 30 年代中期,美国总统罗斯福针对当时的经济危机带来的剧烈社会动荡,在 1935 年制定和颁布了《社会保险法》,为现代美国社会保障制度的确立奠定了基础。德、英、美各国社会保障法律的建立为当时完善这些国家的社会保障建设、缓和劳资矛盾、维护社会稳定、促进经济的发展起到了积极的作用。而我国目前也正处在经济转轨时期,相对滞后的社会保障制度为经济的有效转轨带来了诸多不便,城市化进程的加快使有关社会保障的问题更是层出不穷,况且我国的老龄化也日益严重,这个问题虽在民族地区还不太明显,但这是一个全国总的趋势,是避免不了的。这些现实情况促使我们必须加快进行社会保障法律建设。

在社会保障法律建设中,首先应该注重政府主导的理念。因为社会保障制度作为一项关注社会弱势群体,使全体人民都能得到社会发展成果的举措,其责任的最主要承担者应该是政府,政府在社会保障制度的创设过程中应占主导的位置。国家或政府有寻求稳定或参与发展的内在动因,政府承担社会风险的能力大于市场。同时,政府承担起社会保障职能最具有规模经济,可能降低分散保障过高的执行成本。简言之,在我国社会经济快速发展、城市化进程加快,各种矛盾凸显的今天,政府不但要负责维护国内的治安及防止外敌入侵,而且要为人民提供各式各样的服务,增加人民的福祉,这是国家的职责之所在。其次,要坚持法制的理念。美国著名法理学家博登海默指出,在为建设一个丰富而令人满意的文明的努力奋斗过程中,法律制度起着重要而不可缺少的作用。在我国,"依法治国,建设社会主义法制国家"是党和国家确定的社会主义建设的一项宏伟目标,也是我国宪法规定的重要基本原则。在专门的社会保障法律缺席的情况下,仅靠政策的推动是无法达到令人满意的效果的。政策虽具有灵活性,但却缺乏强制性与公判性,所以建立适合我国经济发展水平与社会实际需要的社会保障法律体制已是迫在眉睫。

纵观世界各国,无论是何种医疗保险模式的国家,都是立法先行(表7.25),进而拉开全国性医疗保障制度改革的序幕。在对各种模式国家的医疗保险法律、制度进行甄别选择的基础上,进行法律本土化的创造性转化非常重要。

表 7.25　部分国家医疗保障立法概况

医疗保障模式	国家	医疗保险立法概况
社会医疗保险	德国	《疾病保险法》(1883 年首次立法,现行立法为 1911 年,后经多次修正)
		《农民医疗保险法》(1972 年)
	日本	《健康保险法》(1922 年,职工)
		《国民健康保险法》(1938 年,农村居民)
国家卫生服务保障	英国	《疾病与生育保险法》(1928 年首次立法,现行立法为 1978 年)
	瑞典	《健康保险法》(1955 年)
市场医疗保险	美国	《社会保险法》(1935 年)
个人储蓄医疗保险	新加坡	《公积金法令》(1953 年)

而在我国,目前还没有出台相关的社会医疗保障法律,只有国务院及其职能部门制定的行政法规以及由地方政府制定的地方性法规,其权威性和强制性不足。由于长期缺乏一部社会医疗保障法的法律约束,在城镇社会医疗保障制度的改革实施过程中存在许多影响制度运行的漏洞:在服务管理过程中,由于缺少对医疗服务提供者和参保者法制性的约束机制,更易发生道德风险;在基金管理过程中,因少报、隐瞒征缴基数而导致大量社保基金流失的现象还比较普遍;管理者违规事件也常有发生,对基金安全造成威胁。

5. 构建民族地区失地农民社会保障体系

(1)构建民族地区失地农民社会保障体系的原则

①保障项目逐步推进

城乡一体化的社会保障体系是保障制度建设的最终归宿。将民族地区失地农民纳入此保障体系会产生政策和财政风险,必须慎行。按照民族地区失地农民遭遇风险的程度不同,可以依次建立养老保险、失业保险、医疗保险,最后再考虑其他保险。这些保障项目的逐步推进有利于减缓政府一次性投入过多资金所产生的财政压力。

②社会公平原则

土地是农民的命根子,谁都不会轻易把自己的命根子交给别人。如果农民失地后得不到合理的补偿,就会遭到福利损失。政府在征地过程中,必须尊重失地农民的权益,公平对待失地农民。

③区别对待原则

依据《土地法》中土地补偿费和安置费的总和不超过土地被征用前3年平均年产值的30倍的规定,实际征地补偿标准之间拉开的档次最多不超过3倍,而肥沃地与一般耕地、非耕地之间的收入差距却可能高达十几倍,会导致补偿的不公平。因此,政府征地后要切实给予较高的补偿标准,并区别对待,拉开档次,以提高肥沃耕地的补偿成本。

(2)构建民族地区失地农民社会保障体系的对策

①建立合理的征地补偿和利益分享机制

被征用土地本身的赔偿应根据其最佳用途估价,农村土地转变成非公益性建设用地后土地迅速增值,但征地部门给予农民的补偿只是土地价值的小部分,更多的收益落入政府或企业的腰包。土地征用补偿应引入市场机制,充分考虑农村经济发展和农民收入增长的实际,以农民征地补偿费全部进入社保后能领到的城市居民最低生活保障金为参照来提高补偿标准。同时要建立多样化的征地补偿机制,可以"以地换地"用被征用地附近的土地与农民交换;可以用债券或股权方式补偿失地农民,逐步建立"经济补偿、社会保障、就业服务"三位一体的新模式。对于公益性用途的土地征用行为,政府要为失地农民建立最低生活保障基金,全方位保障失地农民的利益。

②建立民族地区失地农民社会保障基金

从补偿方式来看,由于失地农民本身的理财能力和投资能力较低,大部分失地农民不能将有限的土地补偿费有效地投到创业富民上,有相当一部分的土地补偿费用于生活消费,坐吃山空,往往在短期内就把有限的安置费消费完,生活失去来源,马上陷入困境,与疾病抗争的能力极其低下,因此,在对土地进行征用时,要从各方面考虑土地对农民所具有的多功能保障,即除了按现行市价对土地进行评估,还要考虑土地对农民的潜在收益、未来土地的增值以及农民因失去土地而带来的就业、住宅、基本生活及社会保障等各项间接损失。要通过补偿内容来提高补偿标准,将失地农民的养老保险、医疗保险、失业保险等内容也包括进去,改变目前土地转换收益与安置补偿悬殊过大、对失地农民补偿偏低的状况。同时针对补偿的短期性,为防止农民将土地补偿费用完后失去依靠,建议政府将土地补偿的部分用于设立失地农民社会保障的专项基金,该基金不仅用于现在和以后被征地的农民,对以前征用土地的农民也要惠及,使失地农民获得长远的保障。为扩大基金来源,增强专项基金的保障功能,政府应该考虑采取"政府出一块,集体补一块,个人缴一块"的办法,共同出资筹集。其中政府出资部分应该占到保障资金总额的30%以上,从市、区、县政府土地出让收益中列支;村集体和个人承担部分不低于保障总金额的70%,从土地补偿费和安置补助费中列支,集体补助占大头,其余部分由个人承担。

失地农民的社会保障基金的来源主要表现在以下四个方面：

第一，应当归农民所得的征地补偿费，要提高补偿标准及规范分配比，这是确保基金来源的前提条件。

第二，政府的财政拨款。无论是从公正的角度还是从责任的角度出发，政府都应该为失地农民缴纳社会保障基金。另外，由于土地开发商从土地中获得的丰厚利润，因此还可考虑对房地产等非公共需要的用地单位收取适当的附加费用，并加入保障基金内。

第三，土地收益价。采用使农民变为股民，农民的土地承包权变为股份分红权的方式，促进农民非农化和向第二、三产业的转移，同时保障农民的土地收益权，保障基金的来源。

第四，国内外企业、慈善机构或慈善人士的捐赠也是社会保障基金来源不可缺少的一部分。

③保障民族地区失地农民社会保障基金的有效运作

从国际比较来看，社保基金的管理模式有三大类。以日本为代表的政府直接管理模式，便于统一政策、统一制度、统一规划和统一管理，但难以获得较高的回报率，而且政府挪用可能造成基金流失；以澳大利亚为代表的基金会管理模式，便于民主管理和监督，但决策权力往往过于分散；以智利为代表的基金管理公司管理模式，竞争性强，机制灵活，效率较高。长期以来，我国社会保障基金的管理模式基本采用计划行政管理模式，以国家和政府的信用为基础，政府组织体系中的专门部门承担具体的职能，中央政府承担终极的无限责任。而根据国际经验，多数国家和地区的社会保障基金一般交由私营机构而非政府机构经营管理，且由多家经营而非独家垄断。

借鉴国际经验，民族地区失地农民社会保障基金应采用市场化的管理运作模式，建立失地农民个人、集体、国家共同承担未来不确定性风险的机制。基金投入市场运作从而实现保值增值，是基金市场化管理模式的核心。如果从保值增值的内在要求来看，民族地区失地农民社会保障基金与其他类型的基金相同，但是作为以承担"社会稳定器"职能为宗旨的特殊类型基金，在运营过程中必须严格遵循"安全性、流动性、收益性"相统一的原则。

责任编辑:田　园
装帧设计:周文辉
版式设计:陈　岩

图书在版编目(CIP)数据

城市化进程中的中国民族医疗保障/谢红莉 著. -北京:人民出版社,2010.3
ISBN 978－7－01－008805－1

Ⅰ. 城…　Ⅱ. 谢…　Ⅲ. 民族地区-医疗保障-福利制度-研究-中国
　Ⅳ. R199.2

中国版本图书馆 CIP 数据核字(2010)第 049848 号

城市化进程中的中国民族医疗保障

CHENGSHIHUA JINCHENG ZHONG DE ZHONGGUO MINZU YILIAO BAOZHANG

谢红莉　著

人民出版社 出版发行
(100706　北京朝阳门内大街 166 号)

北京龙之冉印务有限公司印刷　新华书店经销

2010 年 3 月第 1 版　2010 年 3 月北京第 1 次印刷
开本:710 毫米×1000 毫米 1/16　印张:14.25
字数:200 千字　印数:0,001－3,000 册

ISBN 978－7－01－008805－1　　定价:28.00 元

邮购地址 100706　北京朝阳门内大街 166 号
人民东方图书销售中心　电话 (010)65250042　65289539